AF289763

Kätilö, hunnun alla

Muistikuvia

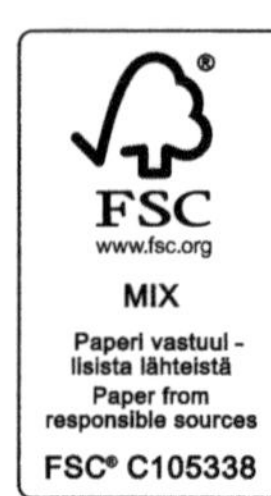

Kustantaja: BoD – Books on Demand, Helsinki, Suomi
Valmistaja: BoD – Books on Demand, Norderstedt, Saksa
ISBN: 978-952-80-0323-6

Kätilö, hunnun alla

Muistikuvia

Seija Kärkkäinen

Lukijalle

Olet ehkä lukenut vanhojen kätilöiden muistelmakirjoja, tuolta 1900-luvun alkupuolelta. Minä kerron muistojani myöhemmiltä ajoilta. Kätilöurani alkoi 1966 valmistuessani Helsingin Kätilöopistolta.

Koska kerron suhteellisen uusia asioita, niin henkilöiden tunnistamisen estämiseksi en käytä heistä nimiä enkä juuri oppiarvoja. Enhän niitä edes kaikkia muistakaan. Lääkärikunta on kaikissa tarinoissani vain lääkäreitä, ei tohtoreita, gynekologeja, amanuensseja eikä kätilöistä tai muista hoitajista muutamaa poikkeusta lukuun ottamatta mainita nimiä. Vuosiluvut eivät minulla ole hallussa enkä ole pitänyt asioista päiväkirjaa vaan kirjoitan ihan puhtaasti muistini mukaan, niin kuin tapahtumien tunnelman muistan. Joitakin asioita olen tarkistanut muutamilta henkilöiltä, koska totuudessa pysyminen on kuitenkin ollut johtolankani tätä kirjaa kirjoittaessani, mutta nimien suhteen olen opetellut aktiivisen unohtamisen taidon. Ei ole tarvinnut naapureille valehdella, kun ovat tuttaviensa mahdollisia synnytyksiä kyselleet. Kirkkain silmin olen voinut sanoa, etten muista sen nimistä synnyttäjää tavanneeni, vaikka olisin häntä parikin työvuoroa hoivannut.

Luin juuri yhden vanhan kätilön muistelmat. Sairauseläkkeelle jäädessäni, minun mielessäni sana kätilö oli kirosana. Niin kaikkeni annoin tälle uralle, että jäljelle jäi vain kirosana. Vasta nyt yli 15 vuotta myöhemmin, olen saattanut muistella pitkää työuraani ja ruveta siitä kirjoittamaan.

Lue tämä yhden henkilön kokemuksena, ei yleisenä ajankuvana. Jos joku muu muistaa asiat toisin, hänen muistikuvansa ovat henkilökohtaisia.

Kuopiossa, vuonna 2018.

Seija Kärkkäinen, entinen sairaalakätilö

Ensimmäinen osa

Kätilöksi kätilöiden joukkoon

Enteitäkö?

Olen kuullut, kuinkahan monta kertaa, ainakin jokaisena muistamanani syntymäpäivänä äitini kertaavan sitä päivää, jolloin minä synnyin. Todennäköisesti jokainen äiti muistaa lapsensa synnyttämisen, kaikkine yksityiskohtineen. Niin minäkin omani.

Tämä äitini kertomus alkoi joka kerta tuolta Kotkankallionkadulta, Kuopion Niiralan kaupunginosasta. Äiti oli muuttanut yhteiseen asuntoon isäni, hänen vanhempiensa, sisarensa ja sisarenpojan kanssa, tuohon huoneen ja keittiön käsittävään asuntoon. Ahdasta oli, mutta isäni isä oli sanonut, että menkääpäs nuoret vihille ja asutte tässä yhdessä, ettei joka ilta tarvitse pojan lähteä toiselle puolelle kaupunkia riiaamaan.

Kävivät vihillä. Isäni isä ehti kuolla ennen kuin oli tietoa minun tulevasta syntymästäni.

Anoppi piti miniän työn touhussa. Äitini oli kova työihminen ja raskauden loppupuolellakin hän siivosi tätä suvun yhteistä asuntoa, nosti painavaa sänkyä sängynjalasta saadakseen maton kulman sängyn alle. Lapsi-vesi meni siinä ponnistuksessa, mutta ei äitini tiennyt sitä ihmetellä. Lähti vain siivouksen tehtyään hakemaan kaupungin toiselta puolelta, sataman suunnalta kaljaa, sellaista painavaa kahden litran pulloa, Talstin kalja kun oli perheen mieleen.

Kotiin päin matka oli lähes koko mitaltaan loivaa vastamäkeä ja lasti painoi. Matkalla äiti pysähtyi Snellmanin puiston laitamilla olevaan kauppaan, kun oli kuullut, että sinne olisi saatu rullalankaa. Pula-aikana piti kaikesta tarrata kiinni, mitä olisi ollut mahdollista saada. Kaupassa vanhempi rouva sanoi myyjälle, että jos teillä on sitä lankaa niin antakaa nuorelle rouvalle, pääsee lähtemään, kun näyttää olevan vaikea olla.

Äiti sai lankansa. Käveli takaisin kotiin, verkkaisesti liukkaassa kelissä. Kasarmin portilla piti kesken matkan nojata portinpieleen, kun otti niin vatsan pohjasta. Ei silloinkaan äitini tiennyt, että synnytys on käynnistymässä, marraskuun alussa, kun laskettu aika oli hänen omana syntymäpäivänään, joulukuun kuudentena.

Kun isä tuli kotiin ruokatunnilleen työstänsä, salkkutehtaalta, missä hän työskenteli nahkatöiden parissa, mummo tokaisi, että vaimos tekköö lapsia, vie laitokselle. Anoppi ei ollut tähän pohjoisesta tulleeseen miniään kovin ihastunut. Olisi halunnut naapurin tytön miniäkseen.

Siinä sitten läksivät tulevat vanhempani

kävelemään takaisin kaupungin keskustaan päin Kuopion synnytyslaitokselle, Käsityökadulle. Oli sentään osan matkaa loivaa alamäkeä. Ei siihen autoa tai hevosajuria hankittu kyytimään. Kävely varmaan vauhditti synnytyksen edistymistä koska parin tunnin kuluttua olin maailmassa. Ja kuulemma ensimmäisen kuukauden vietin nukkuen lähes kaiken ajan, syöntejä lukuun ottamatta.

Äitini oli rehevä kansannainen. Hän herui maitoa yli oman tarpeen, kun minä en vielä tarvinnut paljoa. Synnytyslaitoksella ollessaan äitini imetti samalla, sen ajan käytännön mukaan, samaan aikaan syntyneitä kaksospoikia, joiden äidillä ei ollut riittävästi maitoa, ja äidilläni maitoa vain riitti ja riitti. En tiedä keitä nuo pojat olivat. Olisi ollut mielenkiintoista tuntea heidätkin. Ei äitini tiennyt heidän nimiään Tämä oli ensi kokemukseni, jos sen aikaista ajatusmaailmaani voi kokemukseksi sanoa, kaksosista. Oliko tämä jonkinlainen enne? Tästä kerron myöhemmin.

Liekö ollut enteellistä myös tuo synnyin-paikkani osoite. Kun Savon Sanomissa julkaistiin sitten vuosia myöhemmin luettelo Kätilöopistoon päässeistä nuorista naisista, oli naapurin vanha ukkeli tuumannut: Näkkyy tuo Toevo Mäkliinin tyttö piässeen johonki käsj´työkouluun.

Käsityötähän se kätilö tekee. Kädentaitojen halun periytymistä ei voinut välttää. Molemmat vanhempani olivat taitavia näissä ompeluasioissa. Ompelivat meille tytöille vaatteet, isäkin teki joskus haalareita tai muita ompelukoneella. Mutta tärkeimpänä olen pitänyt isäni tekemiä kenkiä, hän kun oli suutari silloin vaihteeksi. Niillä opettelin kävelemään. Valitettavasti ne kengät pula-aikana kulkivat kierrättäen kauas pois meidän perheestä. Liekö edes sisareni niillä saanut askeltaa.

Tämä ainokainen sisareni syntyi tuossa samassa synnytyssairaalassa neljä ja puoli vuotta minun syntymäni jälkeen, vapun tienoilla. Mieleeni on jäänyt aurinkoinen päivä, jolloin isäni jätti minut sairaalan portaille istumaan mennessään katsomaan vauvaa ja äitiä, kun ei lapsia siihen aikaan päästetty edes vilkaisemaan perheen uutta jäsentä. Siinäpä minä sitten istuin kiviportaalla, pieni kirja kädessäni. Kirja oli luettu jo kotona ja minä tankkasin ääneen – äksy äksä temmeltää, kirjain silti mieleen jää. Vaikea X-kirjain tuli silloin tutuksi ja tuo temmeltäminen on jatkunut läpi elämäni.

Yksi kokemus ennen kätilöajatusta. Asuimme kaksikerroksisessa omakotitalossa. Yläkerrassa asui nuori perhe, vanhemmat ja yksi lapsi. Eräänä yönä heräsimme, minä ja perheemme vieraatkin, kovaan koputukseen kerrosten väliseltä ovelta. Yläkerran rouva huuteli apua. Hän oli yksin 1-vuotiaan lapsen kanssa kotona, isä yötyössä, ja silloin perheen toinen lapsi halusi syntyä.

Meillä ei ollut autoa, mutta vieraillamme oli. Äitini, synnytysosastolla silloin työskennellyt sairaala-apulainen, patisti vieraamme kiireesti rattiin ja auttoi yläkerran rouvan kyytiin. Kun vauhdilla ajoivat ja isäni oli taluttamassa tätä synnyttäjää autosta sairaalaan sisälle, niin sitten ehtivät juuri ja juuri sairaalan ovesta sisään, kun vauva jo syntyi. Siitä sitten sairaalan ensiavusta matka jatkui synnytyssaliin perusteelliseen tarkkailuun ja hoitoon.

Esimakua taivaan ilosta, esimakua tai-
vaan ilosta – hoki vieraamme vaimo. Niin tai näin,
en silloin vielä ymmärtänyt syntymän ihmeestä
paljonkaan. Luuttusin vain portaikosta kummal-
lisen niljakasta märkää, jonka myöhemmin kuu-
lin olleen lapsivettä.

Tästä kovalla kiireellä syntyneestä pojas-
ta tuli minun ensimmäinen kummilapseni.

Lapsuudesta nuoruuteen

”Mikäs sinusta tulee isona?” Tämä utelu on lapsille tuttuakin tutumpi. Kyselevät lähisukulaiset ja aivan vieraatkin jossakin tilaisuudessa, niin kuin lapsi voisi sen tietää. Onhan sitä haaveita jokaisella, mutta aika sen vasta varmistaa, mikä on itse kunkin leipäsarka.

”Opettaja, tietenkin, minusta tulee”, sanoin tokaluokkalaisen suurella maailmantietämykselläni. Siihen aikaan opettajanani oli herttainen vanhempi, kaunis nainen, joka osasi meidät jokaisen ottaa huomioon lempeällä tavalla. Ja hänen käytöstään yritin matkia, jopa käsien liikkeitä jäljitellen.

Ei tullut opettajaa eikä sairaanhoitajaa, mikä oli haaveissani ollessani teini-ikäinen, kun olin tutustunut sairaanhoitajan ihanaan toimintaan tyttökirjojen kuvaamana. Myöhemmin romanttisista nuorten naisten lehdistä lehahti päähäni ajatus komeasta lääkäristä, jonka tapaisin tässä unelma-ammatissa.

Liian nuorena hankin hakupaperit Kuopion Sairaanhoitajakoulusta ja minulle sanottiin, että odottaa passaa muutama vuosi. Eihän 17-vuotias ole kuitenkaan kypsä siihen oppiin. Siis ei sairaanhoitajaksi.

Äitini, joka kahden lapsen synnyttämisen jälkeen oli kokemuksissa viisaampi, oli työssään Kuopion Keskussairaalan synnyttäjien vuodeosastolla seuraillut kätilöiden työtä ja tullut siihen tulokseen, että siinä olisi minulle ammatti. Itse en koko ammatista tiennyt muuta kuin sen, että se liittyy lasten auttamiseen tähän maailmaan. Mutta näin äitini sen oli nähnyt ja myöhemmin kirjoitti näkemyksensä runomuotoon paikallisen kätilöyhdistyksen juhlaan. Edesmenneen äitini muistoa kunnioittaen lainaan runon tähän.

10.12.82 Hilda Mecklin:

Kätilöjuhlaan

Hyvää iltaa. Saanko luvan

luoda Teille muotokuvan

kätilöstä, paarmuskasta,

vaimoväen auttajasta?

Kätilö kun työtä tekee,

tuloksia siitä näkee

kansan kaiken terveydessä,

uuden polven nousussa.

Hän neuvolassa hoitaa toimet,

työnsä ovat monenmoiset:

tarkastukset, punnitukset,

päivärahat, valmennukset.

Hoitoon ohjaa sairaalaan,

jos vaan sitä tarvitaan.

Virkasisar laitostyössä

Päivävuoros´ taikka yössä

ottaa vastaan uuden taimen,

tuntee työssä suuren paineen.

Tuntija on toisten tuskain,

sormet röntgen, aivot tutkain.

Ainakin niin pitäis olla,

ellei pää oo ihan nolla.

Yhteiskunta vaatii Teiltä

tähän työhön ryhtyneiltä

pitkää mieltä, vahvaa voimaa,

ettei asiakas soimaa.

Virkistys on siksi tarpeen,

tuopi vaihtelua arkeen.

Juhlailtaa viettää saatte.

Menneet vuodet muistakaatte:

niitä oli kuuskytviis.

Onneks olkoon siis.

Nuo sanat totesin tosiksi, kun tälle alalle ryhdyin. Hyvin äiti tiesi. Siitä sitten hakupapereita tilaamaan.

Lähetin Kätilöopistolle pyynnön hakupapereiden saamiseksi ja jäin jännityksellä odottamaan, olisiko minulla nyt mahdollisuus päästä opiskelemaan sairaalan seinien sisä-puolelle.

Olin tähän saakka, 15-vuotiaasta lähtien, ollut toimistotyössä asianajotoimistossa ja joutunut erilaisten asiakirjojen kanssa tekemisiin, joten tämä hakemus kaikkine liitteineen oli ihan arkipäivää.

Ruskea kirjekuori saapui, nippu ohjeita hakemuksen täyttämiseksi, hakemuskaavake ja luettelo hankittavista liitteistä. Suosituksiakin oli hankittava. En tiedä mitä silloinen työnantajani kirjoitti suositukseeni, mutta epäilen hänen maininneen jotakin pikkutarkkuuden taipumuksestani. Halusin kaiken tulevan tehdyksi niin hyvin kuin suinkin ihminen pystyy tekemään. Sehän se lopulta koitui kohtalokseni ja päätti kätilön urani.

Toinen suosittelijani oli kummisetäni, jonka läheisyydessä olen ollut koko ikäni. Hän on nähnyt minut arkipäivässä ja kotitöissä ja kirjoitti niillä perustein suosituksen.

En ihan tarkkaan muista pitikö silmälääkäriltä olla todistus näkökyvystä, luultavasti piti. Paremmin on jäänyt mieleen hammaslääkärin todistuksen hommaaminen. Kuopiossa oli hammaslääkäri, josta huhut kertoivat pelotellen. Niin kai puhuttiin kaikista hammaslääkärikäynneistä, mutta jostakin syystä tämä nainen oli saanut pelottavimman maineen. Mietin, olisiko minun syytä mennä jollekin toiselle hammaslääkärille, koska olin lapsuudessani saanut itselleni pelon hammaslääkäriä kohtaan, en kuitenkaan tältä kyseiseltä henkilöltä. Mutta rohkein mielin kuitenkin menin tälle hiukan vanhemmalle hammaslääkärille.

"Vai Kätilöopistoon? Ja pitäisi todistaa, että hampaat sen homman kestävät?" Tämä naureskeleva hammaslääkäri istutti minut tuoliinsa ja käski avaamaan suun. Aikansa tarkasteli suutani ja myhäili.

"Kyllä näillä hampailla pitäisi pystyä kätilöksi opiskelemaan. Onnea vaan opiskeluun."

Tässä tuli huomattua, ettei tarvitse kaikkiin huhuihin uskoa. Sain todistuksen allekirjoituksin, ja sekin asia oli sitten sitä myöten selvä.

Hakupaperit lähtivät ja jäin jännittynein mielin odottamaan vastausta.

Lähempänä unelmaa

Kutsu kaksipäiväisiin pääsykokeisiin tuli. Siinä alkoikin sitten toisenlainen jännittäminen. Piti lähteä omin neuvoin Helsinkiin. En ollut sellaista reissua yksin ennen tehnyt, mutta onneksi minulla oli Helsingissä serkku, perheineen, ja hän auttoi minua monin tavoin näiden kahden päivän aikana. Majoituin heidän luonaan, ja pääsykokeiden jälkeen serkku huolsi minut junaan, kotiin päin.

Pääsykokeissa oli paljon meitä nuoria naisia, tai ihan vielä tytöiksi olisi voinut sanoa. En muista kuinka monta meitä oli kaikkiaan. Tutustuimme, ja meistä muodostui sellaisia muutaman tytön ryhmiä, jotka vaihtoivat tuntemuksiaan. Heti sitä löysi hengenheimolaisensa joukosta.

Kokeita oli jos jonkinmoisia. Ihan ensiksi muistan erilaiset verinäytteet, joita meidän piti käydä otattamassa Diakonissalaitoksella. Kaikki muu testauksemme tapahtui Kätilöopistolla. Olin kuullut, että sotaväessä neulan nähdessään pojat saattavat pyörtyä, mutta niin vaan kävi yhdelle kätilön työstä haaveilevalle tytöllekin. Varmaan pääsykoepäivien jännitys tiivistyi tuohon hetkeen. Ajattelin ettei tuosta nuoresta naisesta taida olla tähän opinahjoon, mutta kylläpä hänkin pääsi opiskelemaan meidän muiden mukana.

En muista kuinka monta meitä oli alkamassa tätä opintietä pääsykokeitten jälkeen, mutta puolen vuoden päästä muutama opiskelija katsottiin tämän valmistavan jakson jälkeen "alalle sopimattomiksi". Olisi ollut hyödyllistä tietää perustelut erottamisille, kun meidän muiden mielestä nämä tytöt onnistuivat tuon puolen vuoden jaksolla kuten me muutkin, jotka saimme jäädä jatkamaan. Kummalliselta tuntuu, että sopimattomuutta ei todettu noiden kahden koepäivän aikana, vaikka oli erilaisia kirjallisia tehtäviä, jo silloinkin, ja psykologin testausta käden taitojen lisäksi. Näin jälkeen päin ajatellen olisi ollut ihan sopivaa, että minut olisi poistettu opistosta, olinhan melkoinen raakile naisena olemisessa ja muutenkin tämän maailman menossa oppimaton, vaikken ihan tynnyrissä ollutkaan kasvanut.

Muistan yhden psykologin testauksen. Oli paperista taiteltu malli ja annettiin suora paperi, josta käskettiin tehdä samanlainen. Aikani mietin, purkaisinko mallikappaleen suoraksi ja sitten tein niin. Varoin unohtamasta, miten se oli ollut koossa. Sitten ryhdyin taittelemaan omaa tekelettäni. Psykologin sekuntikello raksutti vieressä.

En ollut tulokseen tyytyväinen. Sanoin, että aloitan alusta uudelleen. Niin tein. Liekö ollut hyväksi vai pahaksi, mutta sitten aikaa runsaasti käytettyäni sain mielestäni onnistuneen tekeleen. Olisiko ollut jonkinlaisen linnun kuvajainen, sellainen japanilaisen origamin tyylinen.

Oli melkoisesti hermoja raastavaa aikaa olla entisessä työssä asianajotoimistossa pääsykoetuloksia odotellessa, kesähelteellä.

Opiskelemaan hyväksyvä kirje tuli, saatteena ohjeet miten varustautua opintojen alkamiseen. Piti olla siisti puuvillainen työpuku, reilusti polven alle ulottuva, mustat matalakantaiset nauhakengät ja 400 markkaa rahaa oppikirjoja ja opistoaikana hankittavia oppilaspukuja varten. Nämä oppilaspuvut olivat vaaleansinistä puuvillakangasta, siihen kuului kovitettu kaulaa hiertävä valkoinen kaulus ja päähine, se "kotsa", johon opiskelun edistymisen merkiksi saatiin nauha, kaksi ja kolme. Navettapukukankaaksi sivulliset sitä nimittivät, mutta meille oppilaille se oli mukava työasu.

Asuminen luvattiin ilmaiseksi, samoin opiskelu ja ruokailut. Melkoisen edullista opiskelua, mutta silti piti hakea pankista kovakorkoista lainaa, takuumiehien avulla, eihän tuloja tullut opiskellessa mistään. Työtä ei voinut tehdä opiskelun ohella, koska asuimme sisäoppilaitoksessa, ja opiston ulkopuolelle sai lähteä vain tietyin luvin.

Kuitenkin muuhun elämiseen piti saada rahaa, henkilökohtaisiin tarvikkeisiin, vaatteisiin, eikä vähäinen ollut tarve kirjepapereihin ja postimerkkeihin. Joskus tuli tilattua keskuksen kautta puhelu kotiin, kun rupesi koti-ikävä vaivaamaan. Kännyköistä ei ollut tietoakaan silloin. Kirjeitä ja kortteja lähettelin ahkerasti, opiskelutahdin niin salliessa, kotiin ja ystävilleni. Oli suunnaton ilo saada vastaus kirjeisiin.

Opiskelu alkaa

Kauniina syyskuun aamuna, 4.9.1964, saavuin matkalaukun kanssa Kätilöopistolle. Jo pääsykokeiden aikana olin ihastellut suurta, noin 10 vuotta vanhaa rakennusta. Jotakin hämminkiä oli ollut sen suunnittelun ja rakentamisen aikoihin, lapsena jäi mieleen, että siitä puhuttiin. Olisiko ollut jotakin taloussotkuja. Nyt kun tätä kirjoitan, yli 50 vuotta myöhemmin, on taas julkisuudessa juttua Kätilöopistosta. Lakkautetaan kosteus - ja homeongelmien vuoksi.

Näiden vuosien väliin mahtuu kuitenkin monen kätilöopiskelijan ikimuistoinen kaksivuotinen sekä lukuisten perheitten lasten syntymät. Jos nämä kaikki saisi kirjaksi, niin sitä lukiessa vierähtäisi toiset 50 vuotta.

Saavuin siis oppilaskodin eteiseen. Siinä oppilaskodin ovivahti, jota myöhemmin kuulin Kerberokseksi selän takana nimitettävän, antoi avaimen ja opasti ylempään kerrokseen, omaan huoneeseen. Omaan huoneeseen! Ruhtinaallista! Jokaisella opiskelijalla oli oma huone.

Pitkän käytävän varrella oli toistakymmentä huonetta. Varmaan kaikissa oli siinä vaiheessa samanlainen varustus: pöytä, tuoli, kirjahylly, vuode, pienessä eteisessä tilaa vaatteille. Vuodevaatteet ja pyyheliinat olivat talon puolesta. Mattoa ei ollut. Sanottiin ettei sellaista saa tuodakaan, koska meille siivotaan huoneet valmiiksi eikä siivoojalle kuulu maton kopistelu. Mutta äiti ei voinut hyväksyä lattiaa ilman mattoa. Hän kudotutti minulle pienen maton ja sanoi että kopistele vaikka itse. Niin tein. Se matto on vieläkin kuluneena, mutta rakkaana muistona tuosta huoneesta.

Keittiö oli kaikkien opiskelijoiden yhteinen. Siellä tuli toistensa kanssa tutuiksi. Jokaisella oli oma pieni kaappi. Lähinnä sinne mahtui kahvikuppipari ja kahvipaketti sekä minulla ainakin oli oma kahvipannu parille kupilliselle. Ei ollut suodatinkahvia, vaan keitin ihan oikeaa porokahvia. Lainasin tätä pannua joillekin halukkaille, mutta se loppui lyhyeen, kun eivät huomautuksesta huolimatta viitsineet pestä sitä käytön jälkeen, vaan se jäi seisomaan hellalle siihen saakka, kun minä kotiuduin sen pesemään.

Jääkaappi oli myös yhteinen. En muista, kuka sen siisteydestä vastasi, mutta siellä ei kovinkaan paljon ollut ruokia, koska saimme talosta niin aamupalan kuin iltapalankin, varsinaisten päiväaterioiden lisäksi.

Kylpyhuone oli varustettu muutamalla lavuaarilla ja suihkukomerolla ja WC-kopeilla. Alakerrassa oli saunakin. Muistelen siellä käyneeni vain pari kertaa, vaikka löylyissä ei ollutkaan vikaa. Mielestäni tuntui vain oudolta hipsutella hississä ja käytävillä kylpytakissa. Ei ollut ihan tämän päivän vapaa asutyyli sielunelämäni mukaista.

Nyrkkipyykkiä sai pestä ja pesuhuoneessa kuivattaa. Se lie ollut niin tavanomaista puuhaa, ettei siitä ole jäänyt kovin kummoista mielikuvaa. Pesivätköhän toisetkin siellä pyykkiä? Varmaankin.

Alakerrassa, sisääntulon lähellä oli aula,

jossa oli televisio. Ohjelmatarjonta oli vähäistä eikä katseluun juuri jäänyt aikaa, mutta uutisia muistan käyneeni katselemassa jonkun kerran. Joillakin oli intoa olla television äärellä pidempään. Ehkä heille opiskelu oli kaikkine lukuineen ja kirjallisine töineen helpompaa kuin minulle. Siis silloinkin oli kirjallisia töitä, mutta huomattavasti vähemmän kuin nykyisessä opiskelumallissa. Me opimme kuuntelemalla ja tekemällä. Harjoittelukokemus oli valttia.

Oli hyvä, että oli toisia oppilaita lähituntumassa. Apukin oli sitten lähellä, jos sitä tarvitsi. Huomasin sen sairastuessani.

Jonkinlainen virustauti lie iskenyt minuun. Tuli kova kuume enkä enää oikein hallinnut toimintaani. Taisin olla kuumehoureissa, kun naapurihuoneen tyttö vei minut oppilasasuntolasta sairaalan puolelle saamaan apua. Itse en olisi sinne selvinnyt. Muistan jotenkin sen huoneen, johon minut sijoitettiin, yksin. Lienen saanut lääkkeitä, kuumetta alentavaa.

En muista kuinka kauan olin siellä osastolla. Eräänä yönä heräsin janoon ja läksin etsimään osaston keittiötä saadakseni mehua. Helsingin hanavesi kun siihen aikaan maistui suussani kovin pahalta. En keittiötä löytänyt enkä henkilökuntaa laisinkaan. Vähän hätäännyin: noinkohan sitä jätetään potilaat yksin yöksi.

Menin takaisin potilashuoneeseeni ja painoin soittokellon nappia ennen kuin menin uudelleen käytävälle.

Sieltähän se hoitaja hälytyksen herättämänä nousi kanslian lattialta viltin mutkasta unenpöpperöisenä. Ajattelin: ei noin saa tehdä, nukkua nyt työssä ollessaan, se on väärin. Olin ajatuksessani oikeassa – ei saa tehdä – mutta tapahtuu sitä kuitenkin, kuten myöhemmin sain havaita. En kertonut kenellekään tästä yöstä. Tautini parani viimein ja pääsin jatkamaan asioitten oppimista ja ihmettelemistä.

Kaikkeen tämän alan ihmeellisyyteen tottui. Sen lisäksi teki mieli vähän päästä katsomaan Helsingin ihmeitä. Museot, elokuvat, kaupungin nähtävyydet olivat listalla. Jäipä mieleen yksi kokemus, jota ei varmaankaan jokaisella kätilökurssin päätteeksi ollut.

Olin kauniina keväisenä päivänä kävelemässä kohti kaupungin keskustaa, menin kävellen neuvolajaksoni harjoittelupaikkaan, kun vastaan taapersi pieni mustalaispoika vähän isomman taluttamana. Tämä isompi romani oli ehkä 8-9-vuotias. Isompi poika lähestyi minua kohteliaasti kysyen, josko maksaisin hänelle viisi penniä, kun hän laulaisi minulle Liljankukan alusta loppuun. Hän korosti sanoja – alusta loppuun. Eipä minulla ollut ollenkaan kiirettä, kun olin varannut kävelylleni runsaasti aikaa, joten sain nauttia yksityiskonsertista. Poika lauloi tunnelmoiden kirkkaalla pojan äänellään, todella koko laulun. Muuta yleisöä ei kertynyt kuuntelemaan. Maksoin pyydetyn palkkion. Poika teki minulle hyvän mielen.

Jälkeen päin olen miettinyt, että ehkä satuin silloin kuulemaan jotakin nyt kuuluisuudessa esiintyvää romanilaulajaa. Ainakin esiintymistaidosta ja laulunlahjoista päätellen olisin arvellut hänen pääsevän pitkälle musiikin saralla.

Todelliseen toimintaan

Alkanut syksy oli täynnä toimintaa. Luentoja oli päivät pitkät ja illat kuluivat päivän antia kerratessa. Ja sitten tentittiin siitä aineesta mistä oli riittävästi opittu. Jotkut tentit menivät kuin vettä valaen ja sain hyviä arvosanoja. Vaikeuksia tuotti psykologia. Sen vaikeuden selitti tenttiä palauttanut psykologi minulle ihan henkilökohtaisesti. "Neiti Mecklin on niin nuori, että nämä asiat eivät aukene teille vielä. Mutta hyväksytyn arvosanan teille kuitenkin annan." Helpotti. Olisi ollut liian raskasta, jos olisi joitakin tenttejä joutunut uusimaan. Vaikka matematiikka ei ole koskaan ollut minulle helppoa, niin lääkelaskuista selvisin kuitenkin ihan hyvin. Kumma kyllä, niitä piti opetella, vaikka en sittemmin työssäni ole sitä taitoa tarvinnut. Kaikki lääkeseokset kun tulivat jo siihen aikaan suuressa sairaalassa valmiiksi laskettuina apteekista. Kun vain oli tarkkana lääkepullojen ja -pakkausten tekstejä lukiessa niin oli helppo antaa oikea lääkemäärä oikeaan aikaan oikealle potilaalle.

Kaikista jännittävintä oli, kun saimme muutamana päivänä olla "päivystäjinä" synnytyssalissa. Olimme siis vain läsnä, ja katselemalla ja kuuntelemalla yritimme painaa mieliimme mahdollisimman paljon synnytystapahtumasta. Ja ensi kerran pääsimme tutustumaan istukkaan toistemme selän takaa kurkkien, kun vanhempi oppilas (siihen aikaan emme olleet opiskelijoita vaan oppilaita) tutki ohjaavan kätilön kanssa juuri hoitamastaan synnytyksestä olevan istukan. Piti määritellä mikä kalvo on nimeltään mikäkin, montako napasuonta. Istukka mitattiin laidalta toiselle molempiin suuntiin, punnittiin myös. Mahdolliset poikkeamat, kuten kalkkeutumat havainnoitiin. Ja kätilö tenttasi synnytyksen hoitaneelta kätilöoppilaalta kaikkea mahdollista. Näistä tilanteista jäi paljon mieleen. Ja erikoinen istukan haju muistuu vieläkin nenääni, eikä se muuttunut normaaleissa synnytyksissä hajuaistissani. Erikseen sitten olivat ne istukat, jotka olivat syntyneet infektoituneesta kohdusta.

Mutta ei tämä vielä mitään. Kun olimme

tenteistä ja käden taidon harjoituksista (potilaan huomioiminen, asentoharjoitukset, lapsen ulosauttaminen, ompeleiden harjoittelu ja paljon muuta), odotimme kukin jännittyneinä, mutta innokkaina pääsyä ihan oikeasti synnytyksen hoitoon. Toden sanoakseni en muista siitä ensimmäisestä synnytyksestä juuri paljoakaan. Kovin tarkka ja tiukka oli opetuksestani vastaava kätilö. Niin piti ollakin. Sen muistan, että lapsi oli poika. Kätilöopettajani sanoi, että se tietää hyvää kätilöuralleni, kun ensimmäiseksi sain ulosauttaa poikalapsen. Vanhan kansan enteitä!

Kätilöoppilas oli joka paikan höylä. Ei riittänyt, että hoiti äidin ja lapsen synnytyksen jälkeen. Oli vielä siivottava jäljet, pestävä kaikki alusastiaa ja sänkyä myöten. Pyykit sai kuitenkin laittaa pyykkipyttyyn pesulaa varten. Mutta auta armias, jos johonkin oli jäänyt veritippa, niin – täällähän veri ihan lainehtii - kommentti kaikui niin että kaikki sen kuulivat. Se tippa saattoi olla sängyn alapuolella. Kuinkahan ne kätilöt osasivatkin sinne kurkistella. Ehkä se oli ihan yleistä, ettei kätilöoppilas heti hoksannut minne kaikkeen se veri oikein voi livahtaa. Yhden kerran jälkeen sen muisti ja osasi etsiä vaikeimmatkin kolot puhdistumaan.

Jännitti se lapsen kylvetyskin, punnituksen ja mittauksen jälkeen. En ollut koskaan vauvaa kylvettänyt, tuskin olin pitänyt edes sylissä. Mutta hyvässä opastuksessa sen oppi pian enkä palelluttanut lasta siinä kylpytouhussa. Isiä ei ollut synnytyksissä mukana, joten tämä vauvan hoito kaikkine vaiheineen jäi kätilöoppilaalle. Hyvä niin. Tuli oppia ihan tuutin täydeltä suoraan oppilaalle.

Jos oli vauvan kylvetys opettelussa, niin opetettiinpa, kuinka vuoteessa oleva pestään puhtaaksi, hiuksia myöten. Silloin ei ollut suihkuja jokaisen tarpeeseen, puhumattakaan, että olisi suihkuvuoteella kärrätty vesinoron alle. Kaikki peseminen tapahtui potilasta vuoteessa käännätellen. Sen taidon käytin varsinaisen työni alkaessa taidolla, kunnes tavat muuttuivat ja synnyttänyt vaimoihminen sai mennä itse suihkuun. Siellä sitten sai itse pestä hiuksensakin, vaikka olimme oppilasaikana saaneet oppia, kuinka hiustenpesu tapahtuu vuodepotilaalle: kieritettiin lakanasta ja muovikankaasta erään-lainen allas, jonka toinen pää ulottui lattialla seisovaan sankoon. Sinne valui hiusten pesuvesi, jota kannusta lotrattiin pestäviin hiuksiin. Tämän oppini esittelin kotonani lomalla käydessä. Kyllä siinä oli kotiväellä ihmettelemistä. Meillä kun ei ollut siihen aikaan omakotitalossa suihkua, saunassa pesuvatia apuna käyttäen hoidimme hygieniaamme.

Mitä kaikkea sain oppia?

Kätilöopiskelijan oppitavoitteena oli vähintään 50 ulosauttoa muun hoitamisen lisäksi. Suurin oppiarvo oli kuitenkin sillä kaikella mitä tehtiin, että päästiin ulosauttoon. Käden taidot eivät ole mitään, jos ei ennen lapsen syntymää ole osattu hoitaa synnyttäjää tarkkaillen ja tulevaa ennakoiden. Ja se tärkeä taito, sydänäänten kuunteleminen sellaisella metallisella trumpetin mallisella torvella. Kauan epäilin, kuulisinko sillä torvella koskaan mitään, mutta harjoitus teki mestarin tässäkin. Ja se sydänäänten laaja kirjo sointeineen ja rytmeineen, se antoi paljon tietoa syntyvän lapsen voinnista.

Jokaista potilasta hoitaessani toivoin, että synnytys edistyisi minun hoitovuoroni aikana. Enää ei ollut tapana, että sama oppilas hoitaisi tätä potilastaan vaikka pari vuorokautta ja siivoukset päälle kuten menneinä vuosikymmeninä, vaan vuorokausi oli jaettu työvuoroihin.

Niinhän siinä kävi usein, ettei potilas minulle synnyttänyt. Oli katkeraa jättää viittä vailla valmis tapaus seuraavalle. Pelkäsin, etten saa niitä viittäkymmentä synnytystä täyteen ennen oppiaikani päättymistä. Mutta muuten tuli oppia. Opetuskätilö Marketta Aukiolla oli tapana sanoa: "Älkää tulko minua vastaan, jos ette halua minun kysyvän teiltä jotakin. Sillä minä kysyn aina. Ja on osattava vastata". Tätä tyyliä hän noudatti. Ja jos ei vastaus heti selvinnyt, oli paras sanoa, etten taida tätä asiaa hyvin tietää. Silloin hän istutti oppilaan lähimpään tuoliin ja opetti. Ei jäänyt epäselvää hänen opetuksensa jälkeen. Hänen hyvä opetuslauseensa oli: "Kätilöllä on oltava sormissa röntgen ja aivoissa tutkain." Niin todella pitää ollakin.

Toisen synnytyshuoneen opetuskätilö oli toista maata. Me oppilaat joskus menimme häneltä kysymään jotakin. Tiesimme tuloksen: jonkinlainen ympäripyöreä vastaus ja lupaus, että puhutaan tästä sitten toisella kertaa. Sitä toista kertaa ei kuitenkaan koskaan tullut. Osasimmeko kysyä liian ihmeellisiä asioita?

Kysyimme siis kätilö Aukiolta.

Vähän kerrassaan niitä synnytyksiä kuitenkin kertyi. Kun pitkään sairastin neuvola-jakson aikaan ja olisin saanut ylipalvelusta sai-rauspäivistäni johtuen enkä olisi valmistunut muun kurssin mukana, minua armahdettiin antamalla tehdä kokonainen heinäkuu ennen elokuista valmistujaispäivää, synnytyssalissa.

Tämä ylimääräinen jakso oli raskas kesä-helteellä, muiden oppilaiden ollessa kevyem-mällä aikataululla työssä. Sopimukseen kuului, ettei minulla ollut yhtään vapaapäivää koko heinäkuussa, muutama lyhennetty päivä kylläkin. Jaksoihan sen. Mutta olin haaveillut, että minulle on hyötyä muutenkin tästä jaksosta, että viimein saisin hoitooni jonkinlaisen erikoistapauksen. Olinhan edellisillä synnytyssalijaksoilla pyytänyt päästä katsomaan sectiota eli keisarileikkausta, vaikka potilas oli jonkun toisen oppilaan hoi-dettavana. Sanottiin, että jokainen saa sen kohdallaan. En myöskään hoitanut yhtään perä-tilapotilasta. Siinä jäi kokemukseni myös vajaaksi. Yhden runsaasti ennenaikaisen perätilassa olleen, jo kuolleen lapsen, sain auttaa ulos. Ei siinä paljon kokemus lisääntynyt, ja tapaus oli niin murheellinen sille perheelle.

Eikä ollut istukan käsinirroitusta, imukuppisynnytystä tai muutakaan erikoista. Jonkun kerran vakoilin jostakin ovenraosta tällaisia erikoistapauksia, kun oppilastoverini oli hoitamassa sellaista. Olin onnellinen siitäkin vähästä.

Mutta monenmoista oppia kertyi, kun oli kiinnostunut asiasta. En siis valita, että olisin puolitaitoisena päässyt valmistumaan. Olihan minulla sitä kirjatietoa runsaasti lukemisen seurauksena, mutta käsien taito olisi ollut vielä lisäksi tarpeen moneen asiaan. Äskettäin luin sanomalehdestä, että nykyiset sairaanhoitajaopiskelijat kaipaavat ja vaativat enemmän varsinaista työharjoittelua, potilaiden hoitamista. Oikeaan suuntaan tuntuu vihdoin olevan menossa koulutus, jos tuo toteutuu. Ei kukaan ole kovin etevä pelkällä kirjaviisaudella ja kirjallisten opinnäytetöitten varassa.

Sattui sitten niin että meitä oli neljä pian

valmistuvaa kätilönalkua yövuorossa synnytyssalissa. Oli hiljainen yö, ei synnyttäjiä. Olimme oppilaiden huoneessa taitelleet sideharsotaitoksia, tehneet pesusykeröitä vessapaperista ja tarkastaneet jokaisen synnytyshuoneen, ettei mitään puuttunut. Aamuyön tunnit ovat tunnetusti suden hetkiä. Väsymys painoi meitä jokaista. Kävimme pitkäksemme, joku pöydälle, toiset yhteen liitetyille tuoleille, lattialle ei sentään kukaan. Arvelimme että kuulemme, kun kaiuttimesta käy kutsu synnyttäjää vastaanottamaan.

Yhtäkkiä havahduimme siihen, että yksi yövuoron kätilöistä seisoi siinä ovella suu ammollaan meitä katsoen. Hän pyörähti livakasti kannoillaan ja poistui oppilashuoneesta.

Säikähtäneinä pomppasimme ylös, kasvot olivat kaikilla kalpeat. Käry kävi ja saattoi vaarantaa valmistumisemme. Kuinka saatoimme olla niin ajattelemattomia?

Kaiutin päästi piipahduksen. "Täällä olisi oppilaalle synnyttäjä hoidettavaksi". Tuo sama kätilö, joka kävi ovella, oli mennyt kansliaan ja kutsui sieltä potilaalle hoitajan kuin ei olisi nähnytkään meidän nukkuvan. Monta päivää jälkeen päin vielä pelkäsimme hänen ilmiantavan meidät, mutta varmaan hän muisti omat opiskeluaikansa ja antoi armon käydä oikeudessa. Muistan hänet muutenkin oikeudenmukaisena ja mukavana ohjaajana.

Nämä opiskelut tapahtuivat siis Kätilöopistolla Helsingissä, Sofianlehdonkadulla, muualla ei kätilöksi vielä niinä vuosina valmistunut. Muutama neuvolajakso, kuntajaksolla Lohjalla äitiysneuvolassa sekä Lastenklinikalla myös yksi jakso. Taitaa olla sen Lastenklinikankin aika tullut täyteen, kun puuhataan kovaa vauhtia uutta.

Tuo kuntajakso oli tehdä mahdottomaksi minun kätilöurani. Menin sinne bussilla kovassa pakkassäässä. Bussiasemalta oli jonkin matkaa kävelyä majapaikkaani, neuvolan yläkertaan. Olin varustautunut huonosti, ei ollut riittävän lämpimiä käsineitä ja kädet olivat aivan jäässä ohuissa hansikkaissa, kun pääsin perille. Koko seuraava yö meni käsiä lämmitellessä lämpimän raanaveden alla. Saatoin aamulla aloittaa kunta-jaksoni suorittamisen. Ja heti päivällä menin pai-kalliseen vaatekauppaan ja ostin villakintaat. Ei ollut aikaa etsiä lankoja ja neuloa.

Valmistujaiset lähestyivät.

Valmistujaisjuhla

Elokuun lopussa, kauniina aurinkoisena päivänä, oli suuri juhlapäivämme. Olimme hankkineet yhteistoimituksella pitkähihaiset valkoiset hoitajan puvut tätä juhlaa varten. Sellainen puku palveli myös työvuosina jouluna ja muina merkittävinä päivinä, jos työn luonne sen salli. Tavalliset lyhythihaiset työpuvut hankittiin samalla kertaa.

Ja se kätilön päähine, huntu, se oli piste iin päälle. Tärkättynä, silitettynä, kun sen taitteli, niin se oli kadehdittavan kaunis meidän jokaisen päälaella. En tiedä mikä on sen päähineen symboliikka, mutta minusta se oli kauniimpi kuin oppilasaikana käytetty sen aikaisen sairaanhoitajan päähineen mallinen "kotsa", joksi sitä nimitimme. Mutta sitten tulin huomaamaan työssä, ettei kätilön huntu ollut kovin käytännöllinen. Kun sydänääniä kuunteli torvella, ja muunlaista kuunteluvälinettä ei ollut, oli pidettävä hunnun laidasta kiinni, ettei se tahriintunut

lapsiveteen tai muuhun synnytyksessä esiinty-
vään kosteuteen.

Kampaajalla piti tietenkin käydä, että oli
edustuskelpoinen eikä häpäissyt tätä ylevää
asua, jonka nyt ensi kertaa saimme pukea pääl-
lemme. Kannoimme ylpeinä huntujamme ja
saamaamme Suomen Kätilöliiton rintamerkkiä.

Perheeni oli tullut Kuopiosta valmistujai-
siini. Niin oli myös kaikilla kurssitovereillani run-
saasti omaisia paikalla. Ja joukkoa lisäsi vielä
television filmausporukka. Tämä juhla filmattiin
osaksi "Rakastan elämää"-ohjelmaa televisioon.
Ohjelma kertoi kätilöiden historiasta, tästä
päivästä ja opiskelusta. Tämä ohjelma tehtiin,
koska oli kätilökoulutuksen 150-vuotisjuhlavuosi
Suomessa. Kätilön ammattihan on vanhin Suo-
messa oleva koulutuksellinen ammatti naisille.

Tietenkin tämä filmaus lisäsi juhlassa
tuntuvaa jännitystä, mutta kaikki me lausuimme
kirkkaalla äänellä nimemme, kun oli kätilövalan
aika. Muuta siitä juhlasta ei varmaan olisi jäänyt
mieliimme kovin selkeästi, ellemme olisi vuosien

jälkeen saaneet mahdollisuutta ostaa itsellemme videona kopiota tästä ohjelmasta. Valmistumisemme aikoina ei vielä ollut videonauhureita, joten tämä myöhemmin saamamme mahdollisuus tuli meille kaikille mieleisenä yllätyksenä.

Valmistujaisruusujen ja kaiken maallisen omaisuuteni kanssa pakkauduin perheeni kanssa pieneen henkilöautoomme ja matka Kuopioon alkoi.

Arkea

Kotona oli hyvä olla pitkästä aikaa, rakkaan perheen parissa. Kokemuksista riitti kerrottavaa, vaikka kuinka paljon, vaikka olinkin jo joka kirjeessä jotakin kertoillut.

Oli myös ihanaa tavata ystäviä. Heillekin olin kirjoitellut, mutta suu kävi ahkeraan tavatessamme, myös heillä oli paljon uutta kerrottavaa. Meillä kaikilla oli menossa opiskelut elämissämme.

Vasta Kuopiossa kävin valokuvassa. Puin itseni uuteen kätilöpukuuni ja huntupäähineen sovittelin kauniisti paikoilleen. Oli sen verran rahaa, että kuvassa sain käytyä. Mutta vaikka raha oli lopussa, niin yhden kuukauden olin vapaata viettämässä ja kotiutumassa Kuopioon, rakkaaseen kaupunkiini, ennen työhön menoa. Kätilön virkaa olin hakenut ja saanut, menisin työhöni lokakuun alussa.

En muista meninkö alkuun aamu- vai

iltavuoroon. Ehkä se oli aamu, koska silloin olivat kaikki paikat helpommin löydettävissä, kun osastolla oli työvuorossa enemmän muitakin kätilöitä vasta-alkajaa neuvomassa. Sekin on haihtunut mielestäni, ketkä olivat silloin töissä. Ainakin osastonhoitaja oli tervehtimässä tulijaa.

Jossakin vaiheessa päädyin työsaralle samalle vuodeosastolle äitini kanssa. Siinä sitten oli jonkinlainen ongelma, kun en suostunut äitiäni teitittelemään, kuten muut kätilöt teitittelivät sairaala-apulaisia. Eipä auttanut muu kuin koko henkilökunnan tehdä siinä vaiheessa, lääkäreitä lukuun ottamatta, sinuttelupäätös. Sen jälkeen kahvitunnilla istuivat hoitajat ja sairaala-apulaiset samassa kahvipöydässä. Melkoinen muutos siinä hierarkiassa. Mutta hyvin se lähti luistamaan ja yhteistyökin oli ehkä hiukan sujuvampaa.

Lääkäreiden osalta tämä sinuttelutaso tuli voimaan paljon myöhemmin. Jossakin vaiheessa klinikan ylimmäinen lääkäri eräässä yhteisessä tilaisuudessa julisti sinuttelumuodon sallituksi ja toivottavaksi. Se onnistui suurin piirtein jokaisen kohdalla. Oli kuitenkin joku lääkäri, joka sitten puhutteli kaikkia kolmannessa persoonassa!

Tässä työsaran alussa olisin kaivannut ohjeistusta runsaasti, mutta silloin tämä nykyisin melko mittava ja kattava perehdytysjakso, varustettuna suurella määrällä kirjallista aineistoa uudelle työntekijälle puuttui tai oli ainakin hataralla pohjalla. Lie sama tilanne ollut muillekin sairaalan työntekijöille. Silloin ei juuri opastusta ollut. Luotettiin että kaikki löytyy, kaikkea osaa, kun on juuri valmistunut. Ja olihan tuo Keskussairaala silloin melko vaatimattoman kokoinen nykyiseen massiiviseen rakennusrykelmään verrattuna. Eipä ole nyt enää tietoakaan siitä lausahduksesta, joka löytyi lehden sivuilta, kun Keskussairaala avattiin 50-luvun lopulla: ei tule koskaan olemaan täynnä potilaita, tekivät liian suuren! Ja miten sitten kävikään? Äitejä ja vauvoja, kuten muidenkin eri osastojen potilaita, ovat osastot joskus ylipursuavan täynnä. Mutta ketään ei päästetty kotiin kahta päivää synnytyksen jälkeen. Miten olisi voitukaan? Pitihän äideistä sen ajan tyylin mukaan pitää huolta kuin pikkuvauvoista. Alapesutkin pestiin ainakin viikon ajan vuoteessa, vaikka osastolla oli suihkut. No siinä tuli hyvin tarkastettua samalla kohdun supistuminen, mahdollinen vuodon poikkeava haju tai väri sekä välilihan paraneminen.

Sitten oli eri tarkkailukierrokset rintoja varten. Varsinkin ensisynnyttäjillä tahtoivat rinnanpäät halkeilla, kun ei se imetys sujunut ihan helpoimmalla tavalla. Malttamattomia olivat. Ja kun maito nousi rintoihin, oli joskus turvauduttava kylmiin kääreisiin, että kivikoviksi turvonneet lapsen eväspussit saatiin taas notkeiksi ja maitoa luovuttaviksi. Se oli toisinaan ihan huudattavan kipeää, kun yritettiin käsin lypsää näitä kivikovia rintoja tai laitettiin lapsi imemään, jos vaan sai rinnasta kiinni. Rintakumin ansiosta se onnistui ensi alkuun, sitten oli jo helpompi lapsen saada rinnanpää suuhun. Mutta sitten kun maito hyvin irtosi rinnasta, niin mikä olisikaan ollut sen helpompaa syöttämistä? Punnittiin lapsi ennen ja jälkeen aterian, että tiedettiin, tuliko riittävästi ravintoa. Vesipullot olivat varustuksena jokaiselle lapselle myös. Joskus äidit kotonakin hätäilivät, itkikö lapsi nälkäänsä, kun oli niin kauan itkuinen.

Syöttöväli oli neljä tuntia, siitä ei livetty. Tosin pienipainoisina syntyneet tarvitsivat aluksi tiheämpää ruokintaa. Ja tietenkin ihan keskosina syntyneet vastasyntyneiden teho-osastolla olivat ihan omissa aikatauluissaan. Sille osastolle pääsin tutustumaan pariksi päiväksi synnytyssalityöskentelyn lisäopiksi. Ja aikanaan siihen asiaan sain omakohtaisenkin kokemuksen, lähipiiriin syntyneiden pienten keskosten hoiteluun osallistuessani.

Vuodeosastotyöskentely ei ollut minun alaani. Odotin aikaa, jolloin pääsisin synnytyssaliin lapsia päästämään, kuten kansa sitä tointa kutsui. Toisaalta pelkäsinkin sitä, tunsin jääneeni opiskelussa niin monenlaisia kokemuksia vaille, että hirvitti. Mutta vuodet toivat niitä kokemuksia, ehkä liiankin kanssa. Jotakin olisi voinut jäädä puuttumaan.

Lapsia päästämään

Synnytyssaliin pääsyä odotin hartaasti, varsinaiseksi ulosottomieheksi, kuten kansa myös tätä tointa nimitti, joskin tunteet löivät ristiaallokkoa. Toisaalta halusin sinne, toisaalta taas pelkäsin. Pelkoa varmaan aiheutti se kokemusten puute, joka jäi Kätilöopistolta perinnöksi. Mutta, tulta päin, ajattelin. Työ tekijäänsä neuvoo. Ja vaikka mitä vanhan kansan sanontoja oli päässäni tähän tilanteeseen.

Eihän se työ niinkään ensi alkuun neuvonut, vaan avuliaat työtoverit, jotka näkivät raakileen sieluun ja auttoivat. Suurin osa synnytyssalin kätilöistä oli siellä ollut pitkään ja olivat huomattavasti minua vanhempia, joten heille oli kertynyt varmuutta, ei vain opin vaan myös vuosien kokemuksen kautta. Mutta tässä työssähän ei ole koskaan valmis. Koko ajan piti ammentaa oppia erilaisilla luennoilla. Varsinkin valtakunnalliset Kätilöpäivät olivat hyvää antia. Siellä sai kuulla synnytysten hoidon suuntauksista sekä myös raskauden ajan tarkkailusta neuvolatoiminnassa. Kyllä sitä imi tietoa näillä päivillä kuin pesusieni vettä. Eikä toisten kätilöiden tapaaminen ollut vähäisin anti. Tapasin monta kurssitoveriani näillä päivillä. Jokaisella oli omanlainen tarina urastaan kerrottavana.

Työnantaja hyväksyi pari kätilöä kultakin synnytysosastolta näille oppipäiville vuosittain, jokaiselle halukkaalle vuorollaan. Tavallaan se oli työtä, mutta toisaalta se oli antoisaa poissa oloa työstä, sielu lepäsi näillä reissuilla. Ja saimmehan me järjestää Kätilöpäivät Kuopiossakin, minun ollessani Pohjois-Savon kätilöyhdistyksen puheenjohtajana. Siitä kerron myöhemmin.

En lainkaan muista ensimmäistä synnytyksen hoitoani Kuopion keskussairaalan synnytyssalissa. Tämä laitos oli siihen aikaan keskussairaala, myöhemmin yliopistollinen keskussairaala ja sittemmin tunnetaan Kuopion yliopistollisena sairaalana. Ja nyt kaiketi tänä päivänä Puijon sairaala. Menivätköhän nuo nimet oikein vai muistanko väärän järjestyksen? Yhtä kaikki, tässä talossa alkoi synnytysten hoitosarkani ja sitä kesti synnytyssalin osalta noin 25 vuotta. Neljännesvuosisata! Ja siihen mahtui monenmoista tapahtumaa. Yhteensä talon palveluksessa toimin kätilönä yli 35 vuotta, kunnes erilaisten sairastumisien yhteissummana en jaksanut enää. Oli jäätävä sairauseläkkeelle.

Alkuaikoina oli työvuorossa kaksi kätilöä, olipa synnyttäjiä kaksi tai kymmenen. Siinä vain oli pärjättävä. Onneksi jossakin välissä ehti nähdä toista kätilöä ja kysyä neuvoa, jos tuli asia, jota en hallinnut täydelleen. Tuo toinen kätilö oli aina vanhempi, kokeneempi. Myöhemmin tulin huomaamaan miten raskaita olivat työvuorot nuoremman kollegan kanssa. Siinä sitä vaan yritti hoitaa omat potilaansa, synnyttäjiä siihen aikaan kutsuttiin potilaiksi, vaikka he eivät poteneet mitään, suorittivat vain luonnollista lisääntymisen tapahtumaa, synnyttivät lastaan, ja samalla sivusilmällä piti vahtia, kuinka nuorempi pärjää. Ja pärjättiinhän sitä, kun itse kukin yritti parhaansa. Joskus on tullut mieleen, että olisihan sitä voinut jonkun asian toisinkin hoitaa, mutta mitäpä niitä murehtimaan, kun äiti ja lapsi säilyivät hyvissä voimin. Luoja varjelee lasta, humalaista ja kätilöä. Se on vanha kansan viisaus. Meillä kolmella ihmisryhmällä on erityinen Luojan varjelus. Ja jos Luoja tahtoo, niin aina ei ihminen oikein ymmärrä tuon sanonnan sisältöä. Joskus ei ihmisen mielestä varjelusta ollut tarpeeksi.

Oli vaikea ymmärtää miksi eivät kaikki lapset saaneet syntyä terveinä tai edes elävinä. Vielä vaikeampaa se oli perheelle, joka odotti uutta perheen jäsentä, mutta joka ei sitä saanutkaan.

Muistan erään synnytyksen. Jo äidin tullessa synnyttämään oli tiedossa, että sikiö oli menehtynyt kohtuun. Synnytykseen väkisin mukaan tahtonut isä, vaikkei siihen aikaan isiä vielä päästetty synnytyssaliin, syytti katkerasti kätilöä, joka oli synnytyksen hoitanut tai ketä kaikkia lie syyttänyt. Ei ollut uskoa, vaikka omin silmin näki, että napanuora oli useamman kerran kaulan ympärille kiertynyt ja kaiken lisäksi napanuorassa oli vielä todellinen solmu. Kätilö ymmärsi, että tätä lasta ei tälle maailman taipaleelle ollut tarkoitettu, mutta isän suru oli vaikeaa kestää. Kätilö saa herkästi negatiivista palautetta, kun joku on kokenut ylipääsemättömän voimakkaita tunteita synnytyksen kuluessa, mutta niistä on aina pystytty keskustelemaan ja saattamaan synnyttäneelle äidille ymmärrys, miksi jokin asia on ollut hankala. Mutta lapsen menetystä ei koskaan pysty ymmärtämään, ei kätilö eikä lapsen menettänyt perhekään.

Mikä oli siis se varjelus tällaisessa tapauksessa? Kaikkiin kysymyksiin ei ole vastausta.

Tällaisten tapausten jälkeen tuli monesti ikävää palautetta perheiltä. Miten siihen vastattiin? Se oli vaikeaa. Vuonna 1992, kansainvälisenä Kätilön päivänä sanomalehti Savon Sanomat julkaisi kirjoitukseni tästä aiheesta. Liitän sen tähän luettavaksesi.

" Kätilön kädet

Moni lienee kuullut yllä mainitun käsitteen. Ainakin minulle on tuttua, että vieraassa seurassa ammattini tultua julki läsnäolijat vilkaisevat käsiini. Ja ehkä pettyivät: eiväthän ne olekaan niin pienet ja pehmoiset kuin olisi luullut. Eipä tietenkään. Ne kädet ovat tottuneet kovaan työhön. Lempeyttä silti unohtamatta.

Kun kätilökoulutus Suomessa aloitettiin 176 vuotta sitten, se oli mittava edistysaskel naisille monin tavoin. Olihan se ensimmäinen naisten koulutusammatti maassamme. Vaikka alkuunsa koulutettu kätilö sai osakseen ylenkatsetta kuntien isänniltä, niin viimeinkin kuitenkin oivallettiin koulutetun synnytysavun merkitys lapsen syntyessä. Toimenkuva oli laaja, raskauden alkuajoista lapsivuodeajan loppuun, siinä sivussa terveyskasvatusta antaen. Nykyaikana kuntien isänniltä saamme jälleen ylenkatsetta: väestövastuu siirtää toimenkuvien rajoja ja niinpä äitiysneuvolassa saattaakin olla raskaana olevaa äitiä palvelemassa terveydenhoitaja, jonka koulutus tältä alueelta on suppeampi kuin kätilön. Onneksi Kuopion äitiysneuvoloiden yleislinja ei ole muuttunut runsaasti.

Kun koulutettua synnytysapua on ollut saatavilla, sitä on käytetty, tietysti. Mutta nyt on rinnalle noussut korostettu luonnollisuuden tavoittelu synnytystapahtumassa. Sitä vaativien henkilöiden suhtautuminen kätilöihin on joskus saanut naistenlehtien sivut pullolleen kirjoituksia. Meistä kätilöistä tuntuu ihmeelliseltä, ettei meidän toimintaamme ymmärretä samansuuntaiseksi. Koko synnytystapahtuman ajan kätilö toivoo, että kaikki menisi hyvin, onnistuisi ilman toimenpiteitä. Kätilön tehtävä on tarkkailla, meneekö synnytys niin ettei siinä koidu vahinkoa äidille tai lapselle, ja kätilön tehtävä on tarttua toimeen, jos jokin asia ei ole kohdallaan. Jos jotakin menee pieleen, se voi johtua monesta syystä, luontohan ei aina ole armelias. Ja silloin arvostellaan, ei luontoa, vaan kätilön toimintaa. Mutta kätilö ei voi antaa vastinetta julkisiin, aiheettomiinkaan moitteisiin. Sen estää vaitiolovelvollisuutemme. Meidän on tyytyminen siihen, että kaikkemme tehtyämme saamme mieltä pahoittavia terveisiä.

Mutta sittenkin haluamme tehdä tätä työtä edelleen. Onko mitään muuta ammattia, jossa saa olla näin lähellä todistamassa luonnon ihmeellistä voimaa ja olla osallisena suuressa tapahtumassa, uuden elämän syntymisestä? Kun näillä "kätilön käsilläni" autan uuden ihmislapsen maailmaan, koen joka kerta juhlallisen, hyvän mielen tunteen ja koko sydämestäni elän vanhempien riemun ja onnen.

Kuopiossa, kansainvälisenä kätilönpäivänä, 5.5.1992.

Seija Kärkkäinen, synnytyssalikätilö.

Kaikenlaista oheistoimintaa

Synnytysten hoitaminen oli siis pääasiallinen työ. Mutta siihen työhön liittyi paljon muuta. Oli äitien ja vauvojen hyvinvoinnin seurantaa, imetysapua, äidin pesua synnytyksen jälkeen, synnytysasiakirjojen täyttämistä ja viimein äidin ja lapsen siirtäminen vuodeosastolle. Eikä se siihen loppunut. Terveysneuvontaa tuli aina tilanteeseen sopivasti annettua, jos näytti olevan tarpeen.

Vasta myöhempinä synnytyssaliaikoinani äidit päästettiin suihkuun synnytyksen jälkeen. Siihen asti oli kätilö suorittanut vuodepesun päästä varpaisiin pesulappua ja vatia apu-välineinä käyttäen. Ei se suihkua vastannut, mutta muistan omalta kohdaltani, kuinka taivaalliselta se vuodepesukin saattoi tuntua. Ja sitten sen jälkeen kätilö tarjoili voileipää kahvin kanssa. Sekin oli herkkujen herkku. Synnytyksen kuluessa kun ei ruokaa annettu. Ei moni äiti siinä vaiheessa olisi sitä halunnutkaan. Eikä noina vuosina myöskään tarjoiltu kuohuviiniä van-hemmille synnytyksen jälkeen, kuten olen kuullut myöhemmistä ajoista kerrottavan.

Kun äiti ja lapsi oli saatettu vuode-osastolle ja asiakirjat olivat ajan tasalle täytettyinä, saattoi paneutua, jos ei uusi synnytys aikataulua muuttanut, välinehuoltoon. Välineet pestiin käsin suurissa altaissa, joiden syvyys sai selän kumartumaan ihan kipeäksi asti vuosien varrella. Sitten kaikki teräksiset instrumentit suureen autoklaaviin kiehumaan. Keittämisen jälkeen sai olla tarkkana, ettei kattilan höyry polttanut välineitä huoltavaa henkilöä. Välineet nostettiin kuumalle kattilan kannelle kuivumaan annosteltuina omiin setteihinsä teräslaatikoihin, joiden kansi jäi kuivumisen ajaksi raolleen, että höyry pääsi kuivahtamaan tarkkaan instrumenteista. Joskus kun oli ylimääräistä aikaa, ja sitäkin oli joskus, instrumentteja rasvattiin. Myöhempinä vuosina instrumenttihuolto tapahtui jo välinehuolto-yksikössä ja ne tulivat joko laatikoissaan pussitettuina tai muutamat instrumentit pelkästään pussissa steriloituina. Mutta tarvittiin joku kuljettamaan instrumentteja välinehuoltoon. Kuka kuljetti? Kätilöpä tietenkin.

Synnytyshuoneen varustaminen valmiiksi seuraavaa synnyttäjää varten oli myös kätilön harteilla, mutta suuri apu oli sairaala-apulainen, joka muistini mukaan oli alkuaikoina yläkerrassa sijaitsevan leikkausyksikön työntekijä, ja vain nämä vuoteitten ja ympäristön siivoamiset kävi tekemässä pyydettäessä. Vuosien varrella saimme oman sairaala-apulaisen joka työvuoroon, ja heistä oli monenlaista apua.

Kerran sain vastaanotolle synnyttäjän, jolla näytti olevan tilanne vielä kovin rauhallinen, alkuvaiheeksi luulin. Mutta kohta kun olin saanut hänet riisutettua ja tutkimuspöydälle valmisteluhuoneessa, niin äiti alkoi ponnistaa. Ehdin vain kiekaista apua, kun jo vauva oli käsissäni. Mitäs teet? Äitiä ja lasta ei voinut siihen kapealle tutkimuspöydälle keskenään jättää ja minulla oli vain yhdet kädet enkä ylettynyt soittokelloon. Sairaala-apulaisemme, joka oli jo työvuosiensa varrella kaikenlaista nähnyt, kipaisi hakemassa synnytysinstrumentit ja piteli avointa instrumenttilaatikkoa, että saatoin napanuoran katkaista. Hän jäi sitten vahtimaan äitiä, kunnes olin saanut lapsen viereisen huoneen lastensänkyyn peiteltyä, imettyäni ensin limat pois lapsen suusta, sellaisella oman suun voimalla toimineella imulaitteella. Siinä laitteessa oli lapsen suuhun laitettava kumiletku ja sen toisessa päässä omaan suuhun pantava muovinen imukupla, joka esti liman imaisun kätilön suuhun asti. Sitten sairaala-apulainen auttoi minua siirtämään äidin vuoteeseen ja normaaliin tarkkailuun synnytyshuoneen puolelle. Kaikki meni hyvin.

Ja sairaala-apulaisemme olivat muulloinkin, kaiken aikaa, kullan arvoisessa asemassa työssämme. Samalla lämmöllä muistelen urani varrella tutuiksi tulleita lastenhoitajia, osastonsihteereitä, välinehuoltajia, keitä muita vielä olikaan, jotka vuosien varrella eri nimikkeillä varustettuina olivat tärkeä osa synnytyssalin toimivuutta takaamassa.

Synnytyshuoneen varustaminen seuraavaa tarvitsijaa varten oli tärkeä toimenpide. Kaikki tavarat piti olla niillä paikoillaan, jotka niille oli alun perin suunniteltu. Sitten saattoi neuvoa toista ottamaan tarvittavan esineen, sieltä oikeanpuoleisen yläkaapin vasemmasta takanurkasta tai mitä milloinkin tarvittiin, ihan ulkomuistista.

Muuan nuori kätilö, työvuoronsa päättymisen hetkellä, närkästyi kun minä työvuoroon tullessani kyselin synnytyssängyn jalkatukien perään. Tuollahan ne ovat ikkunalla. Mutta missä ovat kiinnitysruuvit? Vastaus: pitäisi olla sen verran viihterä, että etsii jos tarvitsee.

Niinpä niin, mutta entä jos tämä ainoa vapaana oleva synnytyshuone ei ole oikein varustettu ja tulee vaikka ponnistava perätilatapaus? Hymähdys. Mutta ei mennyt kuin hetki ja ovikello soi. Mitä olikaan tulossa?

Ponnistusvaiheen kynnyksellä oleva perätilatapaus. Sen jälkeen kaikki oli tämänkin hoitajan jäljiltä sataprosenttisesti kunnossa. Ei olisi ollut ennustetavissa, mutta kuitenkin jonkinlainen etiäinen kävi mielessäni.

Etiäinen tai ei, aiemminkin olen ikään kuin ”ennustanut” ulkomaalaiselle ystävättärelleni lapsenlapsen syntymän, vaikka hän ei uskonut saavansa koskaan sellaista. Kirjeessään hän kantoi huolensa minulle. Sanoin että ehkä piankin toiveesi toteutuu. Seuraavassa kirjeessä hän kertoi tyttärensä olevan raskaana. Ja laskettu aika lähes sama kuin miniälläni toisen raskauden aikaan.

Isät mukaan synnytyksiin

Kätilönurani alkuvuosina eivät isät olleet mukana synnytyksissä. Kautta aikojen heidän roolinsa on kuitenkin ollut merkittävä apu synnytystä hoitavalle henkilökunnalle. Menneinä aikoina isät hakivat kätilön, joskus kaukaakin, kotiin synnyttäjän avuksi, milloin hevosella, autollakin tai vaikka resiinaa apuna käyttäen, kuten kätilö Bertta Valtonen muistelmissaan kirjoitti.

Seuraava vaihe oli veden keittäminen synnytysinstrumentteja varten ja lapsen sekä äidin pesemiseen. Muutoin isät saivat olla toisessa huoneessa tai ulkona odottelemassa vauvan ensi parkaisua. Siinäkin oli isille riittävästi jännittämistä.

Jossakin vaiheessa uraani isät tulivat mukaan synnytyshuoneisiin, ihan luvan kanssa. Alkuun sitä asiaa kummasteltiin ja vastustettiinkin kätilöiden puolelta. Mutta kun isät kävivät vielä sen aikaisen synnytysvalmennus-kurssin äidin kanssa, ei asialle ollut estettä.

Hauska sattuma tapahtui monenkin isän kohdalla: Annettiin talon vaatteet, kerta-käyttöinen kuitukankainen valkoinen myssy ja siniset muovitöppöset jalkojen suojiksi. Oli monesti kätilöllä naurussa pitelemistä, kun isä oli pukenut sinisen muovimyssyn päähänsä. Siinä sitten hienovaraisesti tuumailin, että voisi olla mukavampi, jos olisi tuo valkoinen myssy päässä ja siniset töppöset jaloissa.

Äidit kokivat isien läsnäolon lisäävän turvallisuuden tunnetta. Oli isästä ihan konk-reettistakin apua. Aina ei kätilö ehtinyt olla äidin vieressä hieromassa selkää tai pyyhkimässä hikeä, kun oli monta muutakin synnyttäjää viereisissä huoneissa samaan aikaan. Isät aut-toivat monin tavoin, tuulettivat huonetta ikku-noita avaamalla, antamalla äidille juomista, lukemalla kirjaa ja vaikka soittamalla äidin mieleistä musiikkia nauhuriradiosta. Joskus se musiikki oli hiljaista ja tyynnyttävää, joku äiti halusi kuitenkin rajua rockia ja äänekkäästi soitettuna.

Isät osasivat useimmiten suhtautua synnytyksen kulkuun ihan mukavasti. Tarkkailivat kätilön toimia ja asioitten kirjaamistakin, vaikka sitä koetettiin isän silmiltä varjella.

Isien pyörtymisistä synnytyssalissa on kuultu monta tarinaa. Pyörtyivätkö siis isät todella? Joitakin tapauksia sattui. Kerran olin tutkimassa synnyttävän äidin synnytyksen vaihetta. Isä seisoi toisella puolella synnytysvuodetta, ei halunnut istua, että saisi tarkan kuvan toimistani. Sitten, humahdus, ja isä makasi lattialla synnytysvuoteen vieressä. Ennätin jo huolestua, kuinkahan mahtoi käydä. Äiti vain hymyili rauhallisena ja tuumasi - näinhän se kävi viime kerrallakin.

Siitä sitten isä aikansa makailtuaan heräili ja loppupuoli synnytystapahtumasta eteni rauhallisesti, ilman mitään uusia kätilöä säikäyttäneitä vaiheita.

Isät saivat välillä käydä isien huoneessa, missä tullessaan olivat vaihtaneet talon vaatteet, syömässä eväitään, tai jos oli tupakkamies, piti vaatteet vaihtaa omiin, että voi mennä ulos ja sitten takaisin tullessa taas vaatteiden vaihto. Isien huoneessa oli myös yksi laverisänky, jossa isä saattoi levähtää, varsinkin jos synnytys venähti ja äitikin laitettiin lepäämään muutamaksi toviksi.

Kerran, aamuyön tunteina, yksi isä oli kovin väsyneen ja jopa pitkästyneen tuntuinen, kun ei valmista tullut. Valitti väsymystään. Vastasin, että koetahan jaksaa, kun vaimokin jaksaa.

- Niin mutta hän saakin olla vuoteessa pitkällään, pääsi isän suusta.

Voi hyvät hyssykät sentään! Tuollaista sitä saattaa väsyneenä päästää suustaan. Annoin isälle tyynyn ja sanoin että lattiaa parempaa minulla ei ole nyt tarjota. Sekin kelpasi. Sitten taas jaksettiin.

Jossakin vaiheessa, kun katsottiin synnyttäjälle olevan eduksi liikuskella ja kokeilla erilaisia asentoja olonsa helpottamiseksi, hommattiin synnytyssaleihin ns. konttauspatjoja. Se olikin hyvä ratkaisu. Siellä saattoi pariskunta olla vierekkäin pitkällään eikä isän apu äidille ollut kaukana. Lepoakin ehkä tuli molemmille paremmin supistusten väleissä, noin kun saivat olla vierekkäin.

Ihaninta näitten isien mukana olossa oli se, että sai nähdä jäyhän suomalaisen miehen herkistyvän, kun lapsi syntyi. Siinä kyyneleet virtasivat valtoimenaan eikä sitä niin miehille niin tavallista itkemisen häpeämistä näkynyt yhdelläkään isällä. Oppivat Suomen miehet näyttämään voimakkaimmat ja herkimmätkin tunteensa.

Synnytystapojen muuttuessa otettiin käytäntö, että isä sai katkaista napanuoran. Se tehtävä jännitti joitakin isiä niin, että käsi vapisi saksien varressa. Mutta aina tehtävä onnistui. Napanuoran sitominen oli sitten kätilön tehtävä. Tai paremminkin napalenkin pujottaminen. Enää tuossa vaiheessa ei napanuoraa sidottu paksulla steriilillä puuvillalangalla, kuten olin Kätilöopistolla oppinut tekemään.

Monelle isälle oli lapsen kylvetys ensimmäinen kokemus laatuaan. Punnitsemisessa ja mittaamisessa isä oli innolla mukana, mutta kylvetys tuntui olevan aivan ylipääsemätön paikka joillekin isille. Kätilö siinä sitten suostutteli aikansa ja vakuutti, ettei lapsi mitenkään pääse putoamaan, kun yhdessä tässä tehdään tämä suoritus. Seuraava kylvetys lie ollut jo sitten helpompi, kun alkujännityksestä pääsi. Ja monissa perheissä on tuo iltainen kylvetysrituaali luiskahtanutkin isien puuhaksi. Äidillä kun on niin monenlaista muuta tehtävää, niin on hyvä antaa isien nauttia lasten kanssa tuosta herttaisesta hetkestä.

Syntyvä ei sijaansa katso

Lukija on varmaan kuullut monenlaisia vitsejä tai totuuksiakin siitä miten omituisissa paikoissa lapset voivat syntyä. Ne maailmanpyörät ja Näsinneulan hissit ovat ainakin vitseinä kiertäneet Suomen maata. Entisen ajan savusaunat ja pirttien peräkamarit ovat kuitenkin todellisia, kuuluisia synnytyspaikkoja.

Synnytyssairaaloiden lakkauttamisen myötä moni lapsi on päättänyt syntyä matkalla. Useiden kymmenien kilometrien matkalle pitäisi osata lähteä ajoissa, ellei synnyttäjä ole tullut sairaalan lähelle potilashotelliin odottelemaan lähestyvää perheenlisäystä. Niinpä sitten ovat taksikuskit joskus joutuneet synnytystilanteeseen, eikä se varmaan ole heille se tehtävä helpoimmasta päästä. Ajavat vaikka tuhatta ja sataa että synnyttäjä ehtisi sairaalaan ajoissa, se kun tuo syntyvä lapsi on niin pelottava!

Todellinen hätä se on taksimiehellä tai -naisellakin asiakkaansa turvallisuudesta. Siksi synnyttäjä saakin ottaa pitkään matkaansa ambulanssin kyydikseen. Eivät nämä ensihoitajatkaan kuitenkaan kovin mielellään synnytyksiä tien päällä hoitele, heillä on kokemuksen puute pelkona. Niin pitääkin.

Mutta on se joskus pelottavaa sairaalan seinien sisäpuolellakin.

Kerran tuli ensiapupoliklinikan vahtimestari hoitajan kanssa hissistä tuhatta ja sataa kohti synnytyssalin ovia, potilasta paareilla lykkien. Olin saanut tiedon heidän tulostaan ja ehdin hissiaulaan vastaan.

Siinä sitten yritin jarrutella, top top. Raotetaan peitettä ja otetaan lapsi vastaan silloin kun se haluaa syntyä. Siinä synnytyssalin oven ulkopuolella ensi parkaisu ja sitten jatkettiin matkaa synnytyshuoneeseen hoitamaan jälkihommat. Hyväkuntoinen äiti, hyväkuntoinen lapsi ja taisivat pientä järkytystä lukuun ottamatta selvitä synnyttäjää tuoneet henkilötkin.

Yksi vauva katsoi aiheelliseksi syntyä

perheen henkilöautossa, jonkun matkaa sairaalasta. Sain puhelimitse isältä tiedon, että näin kävi. Kyselin kuinka siellä äiti ja lapsi voivat. Vaikutti kaikki olevan ihan hyvin. Annoin ohjeet pitää lapsi lämpimänä ja myös sanoin, että lienee viisasta puristaa napanuora sormilla kiinni loppumatkan ajaksi.

En voinut lähteä synnytyssalin tilanteesta johtuen vastaan alakertaan heitä vastaan. En kuitenkaan huomannut soittaa ensiapupoliklinikan henkilökunnalle tulijoista, kun arvelin heidän hommansa osaavan. Sain sapiskaa tästä huolimattomasta toiminnasta ylihoitajalta.

No kaikki hyvin lopulta ja ylihoitajakin ymmärsi tilanteen.

Parasta tässä tapahtumassa oli se, että perheen alle kouluikäiset sisarukset silmät kirkkaina ovella minulle kertoivat, että heillä on uusi vauva ja että he olivat äitiä auttamassa. Todellakin, heillä oli käsissään keittiöpaperirullat, joista oli äidille annettu pyyhkeitä.

Toisella kerralla ennätin ottaa synnytyspakkauksen ja instrumentit mukaan ensiapupoliklinikalle. Äiti oli kuitenkin vuotanut jo matkalla, lapsen synnyttyä, niin että paarit olivat verilammikon peittämät. Olisi kuitenkin ensiapupoliklinikalla voinut laittaa edes nestetiputuksen äidille avuksi mutta kiirehdittiin vain synnytyssaliin, äiti sai vasta siellä apua verenhukkaan. Niin pelottavaksi ei-kätilöt kokevat synnyttäjän. Toisaalta sen ymmärtää, mutta toisaalta tuntuu, ettei kätilön sanaan uskota, kun on tottunut määräykset saamaan lääkäriltä.

Kotisynnytystä toivovia äitejä oli ajoittain, ja heille oli vaikea saada luvallista kätilöapua, mutta jotkut lääkärit hoitivat tietääkseni näitä kotisynnytyksiä. Kun kaikki menee hyvin, niin sehän on mitä hienoin tapahtuma, mutta jos jokin asia tekee vaikeuksia, niin on hyvä olla lähellä ambulanssia ja sairaalaa.

Kesämökkimme naapurissa on iso savusauna. Aiempi tilan omistaja oli aivan varma, että hänen savusaunassaan tapahtuu joskus synnytys, kun on tuo kätilökin salmen toisella puolella lähellä, hyvin saatavissa. Monta raskaana olevaa naista siellä saunassa vieraili lempeissä löylyissä, minä heidän mukanaan, mutta kenelläkään ei ollut synnytyksen aika niin lähellä että olisi ollut pelkoa synnyttää aikojen takaisissa oloissa. Olisihan se ollut minullekin erikoinen kokemus.

Monenlaisia työvuoroja

Sairaalakätilön työ on kolmivuorotyötä, aamuvuoro kahdeksantuntinen, samoin iltavuoro. Yövuoro on yleensä kymmentuntinen. Nämä vuorot limittelevät toistensa kanssa niin, että on puolituntinen raportointia varten seuraavalle työvuoroon tulijalle potilaitten tilanteesta. Ja joskus kokeiltiin sellaistakin työvuorojärjestelmää, että oli muutama tunti aamuvuoroa, sitten muutamia tunteja vapaata ja sen jälkeen illan viimeiset tunnit taas työvuorossa. Liekö ollut työvoimapulaa vai miksi tämä kokeilu tehtiin.

Eipä sitä tiennyt koskaan työvuoroon tullessaan, millaista haipakkaa painetaan, että ehditään kaikkien avuksi oikeaan aikaan. Monta kertaa saattoi olla rauhallista töiden alkaessa, mutta sitten rupesi ovikello soimaan tiuhaan tahtiin ja tiuhaan tahtiin vippasivat kätilöiden jalatkin.

Joskus yövuoro meni niin ettei siinä ehtinyt syömään, juomaan tai vessassa käymään. Kiiruhdettiin vain huoneesta toiseen antamaan apua jokaiselle tarpeensa mukaan. Tällainen tuntuu olevan vieläkin mahdollista, saamme lukea lehtien palstoilta. Ja tästä on jäänyt minulle ikuinen tapa syödä hotkimalla, kuin olisi kotonakin aina samanlainen kiire ja pelko, ettei ennätä syödä jos ei hotki.

Tasku täyttyi pienistä lippusista, joihin kiireessä merkittiin mitä kenellekin potilaalle oli tehty ja mihin aikaan. Sitten aamulla, raportin luvun jälkeen niitä kirjattiin myös potilastietoihin. Kummasti vaan ne asiat pysyivät päässä ja hallinnassa koko yön, monien potilaiden asioiden sumassa.

Yövuorossa sattui sellaistakin, että rauhallisena hetkenä panimme perunat kiehumaan ja aioimme aterioida pääkeittiöstä tilaamamme ruuan, mutta tilanne muuttuikin ja potilaita alkoi tulla oven täydeltä. Niinhän siinä sitten joskus kävi, että perunat paloivat pohjaan, ei kuitenkaan niin savuten että olisi tullut palohälytys. Kattila meni pilalle ja saimme sapiskaa keittiön emännältä. Kuitenkaan emme tarvinneet korvata tätä "työtapaturmaa". Mikro-aaltouuniaika ei ollut vielä tullut Suomen synnytyshuoneisiin.

Ei yövuoro ollut ainoa kiireinen työaika tietenkään. Kiirettä oli ihan kaikissa työvuoroissa, mutta päivävuoroissa oli se etu, että apua saatiin siirtämällä henkilökuntaa vuodeosastolta, jossa sentään päivisin oli kaksi tai kolmekin kätilöä työssä. Yöllä ei voinut sitä osaston ainoaa pyytää apuun kuin äärimmäisessä hädässä, edes soittelemaan lisäapua kotona nukkuvista. Ja päivisinkin helpommin pyydettiin lisähenkilökuntaa kotoa vapaalla olevista, varsinkin silloin kun sairaala eli "varakasta" kautta. Säästöjen tullessa kuvaan mukaan ei sitäkään toteutettu kuin hengen hädässä. Joskus olin juuri ehtinyt vuoteeseeni iltavuoron jälkeen, kun minut hälytettiin takaisin koko loppuyöksi. Lepo jäi vähiin.

Yleensä kutsuttiin sellainen, joka asui lähimpänä. Se kävi raskaaksi niille lähellä sairaalaa asuville. Joku koiranleuka opasti heitä – otappa kalja illalla, niin on syy kieltäytyä hälytystehtävästä.

Eräänlainen kokemus oli olla työssä koko yö yksinään synnytyssalissa terveydenhuoltoalan lakon aikaan. Työtaistelun aikaan miehitys oli minimissään. Synnytysalin puolella vain yksi kätilö, samoin oli synnyttäneiden vuodeosastolla. Tämä vuodeosaston kätilö auttoi hakemalla lapsia omalle osastolleen, jos en ehtinyt viemään. Ja jotkut äiditkin saivat synnytyksen jälkeen vuodepesun osaston puolella. Mutta kun kaikki synnytysvuoteet olivat täynnä synnyttäneitä äitejä ja uusia tuli ovesta, niin oli pakko soittaa lakkotoimikuntaan että nyt kiireesti lisäapua. Minä en repeä enää enemmäksi.

Yö meni onneksi ilman mitään ongelmia ja aamulla saatoin keskittyä kirjaamaan jokaisen synnyttäjän papereihin, kuinka olen ketäkin hoitanut.

Yövuoro oli minulle kaikista mieleisin, toisin kuin monelle muulle, jotka antoivat herkästi vaihtaa vuoroja jos joku halusi tehdä yötyötä.

Oikeastaan tämä kausi yövuoroineen alkoi minulle silloin kun lapseni oli pieni ja huono nukkumaan yöllä eikä päiväunista ollut tietoakaan. Pyysin saada tehdä kokeeksi muutamia jaksoja yövuoroa. Osasin nukkua päivällä hyvin ja riittävästi. Mies oli minun yövuoroni öinä lapsen kanssa ja vei hänet päivähoitoon aamuisin. Kun minulla oli vapaapäiviä, minä taas vuorostani annoin miehelleni nukkumisrauhan, olin lapsen kanssa eri huoneessa.

Yökötys, kuten sitä nimitetään, jatkuikin sitten lähes kymmenen vuoden ajan, loppuen siihen, että joku keksi, ettei vakiyökkö pysy ajan hermolla. En kuitenkaan ole milloinkaan kokenut jääväni mistään opista paitsi. Samaa mieltä oli kätilö Marjatta Rämö, jonka kanssa yökötimme yhdessä lähes kaikki nämä vuodet. Joskus olimme jonkun toisen kanssa yövuorossa, ettemme aivan vieraantuisi muusta työporukasta, mutta se oli vaikeampaa. Marjatan kanssa meille kehittyi sellainen rutiini, että kun toinen ajatteli niin jo toinen teki. Ymmärsimme toisiamme sanattomastikin.

Kansan suussa, ja myös kätilöiden, on sanonta täysikuun ajan työllistävästä vaikutuksesta. Vaikkei tiede sitä todista, niin näppituntuma on, että synnyttäjiä oli noina öinä enemmän, enemmän syntyi ennenaikaisia lapsia, lapsivedet menivät silloin herkemmin ja verenvuotoakin esiintyi useammin kuin muina kuukauden päivinä.

Liekö ollut täysikuu tai ei, mutta yhtenä yönä tuntui olevan vallalla jonkinlainen hullunmylly. Kätilö Marjatta Rämön kanssa juoksimme pää kolmantena jalkana huoneesta toiseen potilaitamme hoitaen. Ovikello soi vähän väliä, kun uusi potilas tuli. Siihen väliin soi puhelin myös usein, läheiset tiedustelivat omiansa ja heidän tilannettaan. Potilailla ei ollut kännyköitä silloin, ei ollut kellään muullakaan, joten yhteys pelasi vain synnytyssalin kanslian puhelimen kautta.

Tuntui että pää meni aivan pyörälle ja niinpä minä kerran potilashuoneen kutsukellon soitua riensin sinne pikaisesti, painoin hälytyksen kiinni ja suorastaan kiljaisin: Synnytyssali, kätilö Kärkkäi... Siihen asti pääsin, kuten puhelimeen vastatessani. Olivat näkemisen arvoiset niiden kahden potilaan kasvot, jotka olivat siinä huoneessa. Nauruksihan se meni, kun ymmärsivät mistä johtui sanallinen kiekaisuni.

Mutta olipa toisenlaisiakin öitä. Kun töihin saapuessa ei ollut ainuttakaan potilasta synnytyssalissa, eikä saattanut tulla koko yönäkään, saatoimme Marjatan kanssa tarkastaa jokaisen huoneen tarvikkeet, ettei mitään ollut hukassa, likaisena tai rikkinäisinä. Näin teimme tilanteen salliessa jokaisen illan aluksi muulloinkin.

Sitten oli aikaa lueskella erilaisia muistioita ja luentokopioita, pysyäksemme sillä vaaditulla ajan hermolla. Ja sitten keiteltiin kahvia. Näillä kahvihetkillä sain Marjatan opastettua sinihomejuusto-pipari-yhdistelmän saloihin. Ja Marjatta kertoili minulle omista perinneruuistaan, kuten lanttukukosta.

Tällaisina öinä, tai rauhallisina iltavuoroina, teimme Marjatan kanssa kevyttä tiedettä.

Tulimme siihen tulokseen, että syntyvän lapsen painon pystyy päättelemään erilaisista äidin olemukseen liittyvistä mitoista. Tavallisesti kätilö pyrkii ennustamaan syntyvän lapsen painon eli painoarvion käyttämällä sormissa-röntgen-ja-aivoissa-tutkain-menetelmää. Kokenut kätilö sillä tavoin osui melko hyvin kohdilleen. Mutta tämä meidän menetelmämme oli tavallaan eräänlainen peli työnteossa.

Toinen meistä otti vastaan synnyttäjän ja kirjasi hänelle kuuluvat asiat papereihinsa. Se toinen meistä sitten mittaili äidin pituuden, vatsan ympärysmitan, mitan häpyluun yläreunasta kohdunpohjan korkeimmalle paikalle, syntyvän lapsen tarjoutuvan osan korkeuden lantion yläaukeamaan nähden ja vatsanpeitteiden paksuusarvion. Sanoi sitten nämä mitat kirjoittavalle kollegalleen ja verrattiin, päästiinkö samaan painoarvioon. Yleensä päästiin. Ja yleensä painoarvio piti kutinsa lapsen synnyttyä, melkoisella tarkkuudella. En itse koskaan päässyt yhtä hyvään tulokseen tuolla kätilöiden käyttämällä mutumittauksella. Teimme myös vertailuja:

ensin mutumenetelmän antama painoarvio, sitten mittanauha-arvio saman henkilön toimesta. Kun lapsi syntyi, totesimme kuitenkin mittanauhan paremmuuden. Muutamat kollegat olivat asiasta kiinnostuneita, ylemmät eivät. Mutta opiskelijat olivat kiinnostuneita. Ja totesivat sen toimivan. Liekö menetelmä enää kenelläkään muistissa ja varsinkaan käytössä? Tämä menetelmä ei toiminut perätilatapauksissa eikä kovin ennenaikaisissa synnytyksissä.

Yksi erikoinen painoarviosta näkemäni "enne", kuten se perätilasynnyttäjän tulo ponnistavana, oli kun istuin kansliassa ja eräs lääkäri tuli synnyttäjää tutkimasta vastaanottotilanteesta. Sanoi, että vaikeaa on päätellä painoa tuossa tapauksessa. Heitin vitsinä ensimmäisen mieleeni tulleen painon, 3520 grammaa, näkemättä synnyttäjää. Paljonko lapsi painoi, kun punnittiin parin tunnin kuluttua synnyttyään? 3520 grammaa.

Mutta niistä öistä vielä.

Katseltiin ulko-ovelle päin, josko potilas jo

saapuisi. Pyöriteltiin pesusykeröitä vessapaperista, taiteltiin lasten vaatteita kaappeihin. Kun ei saapunut potilaita vielä aamuyöllä raskaimpina tunteinakaan, niin siinä kävi monesti niin, että pää nuokahti, vaikka kuinka yritti pitää silmät auki, ja otsa kopsahti pöytää vasten ja saattoi jäädä siihen. Tämä nukahdus oli monesti alkuna oivalluksille, kuinka voisi työtä ja olosuhteita parantaa. Siis ei ollut hukkaan heitettyä aikaa sekään vaan antoisaa työn kehittämistä.

Mutta sitten saattoi ovikello soida ja kätilöt säntäsivät tulijaa vastaan. Potilas lienee luullut, että ruttu kätilön naamassa oli tyynynkuva, vaikka se olikin tosiasiassa tullut kynäkotelon jäädessä posken alle. Mutta potilas oli ymmärtäväinen, sanoi:

- Anteeksi kun minun piti tulla teitä herättämään... Pikkuisen nolotti, vaikka selitimme asian oikean laidan. Emmehän todellakaan olisi saaneet nukkua työvuorossa.

Rauhallisina kevään aamuina, auringon noustessa, saatoimme keittiön pöydän ääressä kahvia juodessamme ihailla takapihan nurmikolla kirmailevia jäniksiä. Ruoho näkyi maistuvan. Ja joka kevät teki räkättirastas pesän samaan oksanhankaan keittiön ikkunan lähellä olevaan mäntyyn.

Eräänä keväänä sitten ei pesän seudulla näkynyt liikettä, tai emme ainakaan huomanneet. Tuumasimme, että jospa lie munat paleltuneet, oli silloin sellainen kylmä kevätkausi.

Marjatta nousi paikaltaan ja lähti kansliaan, niin luulin. Silloin näin liikettä pesästä. Huutelin Marjatan perään, etteivät munat ole paleltuneet, päitä näkyy jo.

Marjatta olikin mennyt viereisen huoneeseen potilastaan katsomaan ja ovi oli jäänyt auki. Puheeni kuului sinne. Oli ollut kummallinen ilme synnyttäjällä ja hänen miehellään. Marjatta selitti tilanteen ja naurua riitti asian saatua selityksensä.

Mutta aina ei meitä naurattanut. Meidän kohdallemme sattui monta vakavaa tapausta. Onneksi kaikista selvittiin, kun käytettiin kaikki meidän fyysiset voimamme älynystyröiden avulla.

Työvuorojen kiireen tuntu vaihteli kovin paljon. Joskus ei kokonaisessa päivävuorossakaan ollut ainoatakaan synnyttäjää. Silloin oli aikaa parantaa maailmaa ja varsinkin työolosuhteitten suhteen syntyi monta rakentavaa ajatusta, edes kokeiltaviksi. Huoltohommia oli aina ja tiedon ammentamista muistioista ja julkaisuista, mutta rajansa kaikella. Iltavuorot olivat huippuaikaa potilaiden puuttuessa.

Kun nuo mainitut varsinaiset huolto-toimet oli tehty, luettu ja jopa laulettukin, niin saatettiin pitää taukojumppatuokio. Kuka mitä keksi jumpaksi työtovereilleen. Ja jopa pistettiin joskus tanssiksikin ympäri synnytyssalin rinki-mäistä käytävää. Oliko valssia vai jenkkaa, en muista, virkistävää oli kuitenkin. Mutta olisi ollut vaikea selittää työtapaturmaksi, jos olisi nilkka nyrjähtänyt siinä menossa.

Joulukortit naapuriosastoille askarreltiin tällaisina iltavuoroina. Ja jos jollakin työtoverilla oli merkkipäivä tai eläkkeelle jäänti lähitulevaisuudessa, niin korttia vaan tekemään ja muuta mukavaa.

Kahvia juotiin, tietenkin. Joskus joku keksi kysyä mitä kavereilla on eväinä. Sitten niitä yhdisteltiin ja tehtiin vaikka pitsaa, kun oli yhteiseksi hyväksi hommattu vehnäjauhoja ja muita tykötarpeita. Jokaisen eväistä otettiin sopivat ainekset. Joskus ei ollut mielitekoa pitsaan, vaan kerättiin jokaiselta eväshedelmät ja pilkottiin ne jo silloin saatuun mikroaaltouuniin kuumentumaan. Joku kipaisi kanttiinista hakemassa siihen päälle herkuksi jäätelöä.

En ole varma tiesikö talon ylempi taho näistä puuhista. Eiväthän ne ihan oikein olleet virkaehtosopimuksen mukaisia touhuja mutta auttoivat kätilöitä virkistymään tulevia rankkojakin työvuoroja varten. Niissä vuoroissa kun ei kätilö virkaehtosopimuksen sanoin aina saattanut nauttia "kahvi- ja ruokatauosta potilashoidon niin salliessa". Eikä varsinkaan kaksin käsin pullaa syöty.

Vuonna 1992 kirjoitin sairaalamme

henkilökunnan lehteen Henk´reikään jouluisen tunnelmapalan niistä työvuoroista. Se tulee luettavaksesi tässä seuraavana.

Synnytyssalin joulu

Jouluyö, juhlayö,

Päättynyt kaikk´ on työ...

Vaikka kauniissa joululaulussa näin sanotaankin, työ synnytyssalissa jatkuu samanlaisena niin jouluna kuin muulloinkin. Syntyvät lapset eivät kunnioita almanakan juhlapyhiä eivätkä kellon yötunteja. Sitä tullaan vaan, kun siltä tuntuu. Ja mikäpä on lapsen tullessa, syntyä suurimpana juhlana, lahjaksi vanhemmilleen.

Kaks´ vain valveill´ on puolisoa...

Valvothan sinäkin, kätilö - lapsen herttaisen nukkuessa - kunhan olet ensin tämän herttaisen kylvettänyt, pukenut tonttulakkiin kapaloiden lisäksi ja imetyttänyt. Näppäilet tietoja tapahtuneesta ATK:lle sähkökynttilöiden luodessa tunnelmaa.

Vaikka työ sinänsä on samanlaista ympäri vuorokauden, pyhänsä, arkensa, on kuitenkin tunnelmassa jouluna jotakin, mitä ei voi sanoin kuvata. Siihen tunnelmaan virittäydytään laulamalla yhteinen joululaulu, jos raporttitilanne antaa siihen aikaa. Ja samaan tunnelmaan synnyttäjä virittyy tullessaan synnytyssalin ovesta joulukuusemme ohi. Se on myös tunnelma kahvihuoneessa joulukahvin ääressä, jos sen ennätät juomaan. Eikä tunnelma muutu silloinkaan, vaikka kesken kahvikupillisen joudut puhaltamaan kynttilän sammuksiin ovikellon soidessa. Jos oven takan on "tavallinen" tapaus, tunnelma säilyy.

Ja niin käy silloinkin, vaikka tulija on tapaus "hätäsectio". Nakkaat tonttuhattusi syrjään. Teet, minkä tiedät tarpeelliseksi

ja minkä ennätät. Ehkä pelkäät pahinta,
mutta toivot kuitenkin parasta.

Ja kun kaikkesi yrittäen, työryhmäsi
kanssa, näet lopputuloksen, olet sinäkin,
kätilö, saanut joululahjasi.

Seija Kärkkäinen

Kaikenlaisia synnytyksiä

Suurin osa synnytyksistä meni luonnostaan hyvin ja niitä on ilo muistella jälkeen päin, niin kätilön kuin perheidenkin, joilla on monesti mukanaan muistikuvien lisäksi valokuvia tapahtumasta. Ja kaupungilla tulee joskus vastaan nainen, joka kertoo, että silloin vuosia sitten olin auttanut häntä perhetapahtumassa. Siinä sitten sain kuulla mitä kyseiselle lapselle nyt kuuluu. Mukavaa!

Kaikista tilanteista ei ennättänyt kuvaa ottaa eikä olisi halunnutkaan sellaisia muistoja jotka eivät tuoneet onnellisuutta mukanaan.

Surullisia olivat ne tilanteet, joista etukäteen tiedettiin lapsen menehtyneen kohtuun. Tai ne niin kovin ennenaikaiset synnytykset, joissa ei siihen maailman aikaan ollut riittävää apua keskosena syntyneelle.

Kätilölle eivät myöskään olleet kovin helppoja läheisten auttamiset synnytyksessä. Joskus mietin, kumpaanko sattui enemmän, hoidettavaan vai hoitajaan. En varmaan olisi mennyt hoitamaan tyttäreni synnytystä, jos minulla tytär olisi.

Minun ensimmäinen perätilatapaukseni sattui synnytyssaliurani alkupuolella. Vanhempi kätilö luovutti haltuuni kohta synnyttävän ensisynnyttäjän. Tämä äiti oli käynyt neuvolassa koko raskauden ajan ihan ohjeitten mukaan, mutta perätilaa ei ollut havaittu. Siihen aikaan ei ollut mahdollista ultraäänitutkimuksella tarkastella syntyvää.

Äiti sanoi tuntevansa ponnistuspakkoa. Sisätutkimusten suorittaminen oli lähes vain lääkäreille suotava oikeus, kätilöt tutkivat kohdunsuun tilannetta ja tarjoutuvan osan asemaa synnytyskanavassa peräsuolen kautta. Kävin tarkastamaan tilannetta ja tuumailin, että jos tietäisin, miltä perätila tuntuu niin tässä se olisi. Vatsanpeitteitten päältä minäkin olin erehtynyt luulemaan tilanteessa olevan raivotarjonnan, kuten sitä nimitetään, kun syntyvä on tulossa pää ensimmäisenä.

Lääkäri tuli, suoritti tutkimuksen, sitten katetroitiin virtsarakko tyhjäksi, potilaan väliliha puudutettiin ja huiskista vaan, siinähän se oli kohta lääkärin käsissä parkuva lapsi. Jos tilanne olisi havaittu aiemmin, olisi synnyttäjän lantio röntgenkuvattu hyvissä ajoin. Mutta nyt täytyi mennä niillä eväillä mitä oli tarjolla. Varmakätinen lääkäri oli rauhallinen ja teki kaiken niin helpoksi potilaalle kuin sen voi tehdä.

Marjatta Rämön kanssa meille sattui muutaman kerran synnyttäjä, jolla lapsivesi oli mennyt ennen kuin syntyvän lapsen pää oli ehtinyt niin alas, että olisi tukkinut kohdunsuun. Siinä sitten oli tarjolla vakava tilanne syntyvälle. Napanuora, varsinkin jos oli pitkä, oli joskus sujauttanut lenkin tarjoutuvan osan ja kohdunsuun välistä, ulos asti, ja napanuoran puristuminen olisi tiennyt hapen loppumista syntyvältä.

Tällaisessa tilanteessa ei ollut tehtävissä kuin yksi ratkaisu: toinen kätilö sisätutkimuksen kautta piteli supistusten painamaa päätä niin korkealla kuin mahdollista ja toinen kätilö soitteli lääkärin, leikkaussalihenkilökunnan ja valmisteli potilaan keisarileikkausta varten.

Potilaan kanssa samoilla paareilla matkasi tämä toinen, lapsen päätä tukeva kätilö leikkaussaliin, aina leikkausliinojen alle, kunnes lääkäri oli avannut vatsanpeitteitten kautta tien kohtuun, ja saattoi ottaa vauvan onnellisesti ulos.

Suuri on supistusten voima. Tarjoutuvaa osaa pitkään supistuksia vastaan pidellyt kätilö sai melkoisen tovin verrytellä puutunutta kättään ennen kuin pystyi mitään sillä kädellä tekemään.

Aiemmin kaikki lapsivesimenneet synnyttäjät ohjeistettiin tulemaan ambulanssilla sairaalaan, mielellään pää alempana kuin peppu, eli ns. Trendelenburg-asennossa. Tästä käytännöstä on sittemmin luovuttu. Kun lapsen pää on hyvin asettunut lantioon, ei napanuoran luiskahduksen vaaraa ole, mutta varsinkin ennenaikaiset perätilat ovat olleet aina huolen aiheena.

Marjatta Rämön kanssa on koettu monenlaisia synnytyksiä. Eräs tapaus on meille jäänyt lähtemättömästi mieliimme. Siinäkin saatiin lapsi pelastettua ja äitikin oli ihan kelvollisessa kunnossa syntymän ihmeen tapahduttua.

Ovikello soi. Paareilla makasi synnyttämään tuleva nainen ihan oikeasti verilammikossa. Päivystävä lääkäri hälytettiin pikaisesti paikalle. Aloimme valmistella kiireen kaupalla keisarileikkaukseen menevän potilaan tyyliin.

Lääkäri olisi tehnyt sisätutkimuksen, mutta me vanhemman ikäpolven kätilöt emme antaneet lupaa, koska epäilimme eteisistukan olevan kyseessä. Tutkimus olisi saattanut pahentaa tilannetta. Kehotimme lääkäriä kiireesti soittamaan takapäivystäjälle, joka oli kokenut lääkäri, myös vanhempaa ikäpolvea. Nuori lääkäri oli ehtinyt sanoa, että verta vuotaa eivätkä kätilöt anna hänen tehdä sisätutkimusta. Takapäivystäjä sanoi tulevansa viiruna paikalle.

Nuori lääkäri tuli takaisin potilaan luo ja hääri pienessä vastaanottohuoneessa kätilöiden tiellä, yrittäen olla avuksi, mutta kuitenkin jarruttaen nopeaa toimintaa. Mitä minä teen, mitä minä teen – kyseli. En keksinyt muuta kuin annoin alusastian hänelle käteen - pitele tuota.

Ja puhelin soi. Toinen meistä juoksi vastaamaan puhelimeen. Siellä takapäivystäjän vaimo sanoi – viekää potilas leikkaussaliin, mieheni tulee ihan kiireesti. - Niin luja luottamus vanhemmalla lääkärillä oli kätilön ammatti-taitoon ja arviointikykyyn. Tuona hetkenä potilas oli jo leikkaussalissa ja anestesialääkäri laitta-massa nestetiputusta potilaalle suoneen, korvaavaa nestettä verenhukan haitan minimoi-miseksi ja siinä oli sitten reitti auki nuku-tusaineelle, heti kun leikkaava lääkäri oli saapunut paikalle.

Tämä nuori lääkäri on sittemmin, televisiosta ja lehdistä saamamme tiedon mukaan, niittänyt mainetta ja kehittänyt loistavasti aivan toisenlaista lääketieteen alaa. Ja olemme kuulleet tuttavalta, joka on ollut hänen potilaansa nyt myöhemmin, että potilaat kovasti pitävät tästä rauhallisesta ja asioita kehittävästä lääkäristä.

Yhtenä yönä olin erään toisen vanhemman polven kätilön kanssa kahden työssä. Potilaan tilanne vaati kutsumaan lääkärin paikalle. Lääkäri tutki hiljaisena ja sanoi sitten – leikattava tauti. Sanoimme, että niin me olemme sen arvioineet ja otimme esille hoitopöydän, jossa oli valmiina kaikki leikkaukseen valmistettavan potilaan tarvikkeet. Hiukan näytti lääkäri mielessään kiukustuvan, kun kätilöt olivat tehneet suunnitelman valmiiksi. Mutta sitähän kätilön työ on suuressa määrin, pitää olla asioiden edellä ja ennakoida tuleva. Hyvään lopputulokseen tässäkin päästiin.

Lääkäreitä on monenlaisia: kovasti touhuavia ja sitten niitä, jotka rauhallisella käytöksellään pääsevät yhtä hyviin tuloksiin. Eräs tällainen muistuu mieleen synnytyssaliurani alkuvuosilta.

Lääkäri kutsuttiin auttamaan ulos perätilassa olevaa lasta. Synnyttäjä oli levoton ja tietenkin kipeä. Lääkäri tuli synnytyshuoneeseen, jossa potilas oli valmiina poikkipöydäksi muutetussa synnytysvuoteessa, katetroituna ja valmiina ponnistamaan. Mutta kun on kipeä, on vaikea totella ohjeita ponnistamisesta.

Lääkäripä otti puhuttelutyylikseen herttaisen kiroiluntapaisen sanailun: voi pentele, rouva, ny-yyt te pooonnistatte kun supistuu. Potilaamme herkistyi melkein itkemään supistusten välissä, kun tämä lääkäri puheli kuin lapselle. Ja niin lapsi sitten syntyi, ilman sen kummempaa huutamista ja touhottamista. Oli kaunis tapahtuma.

Joskus ihan tavallisen tuntuinen synnytys kääntyy epätavalliseksi. Niin silloinkin, kun sisätutkimusta (oli sitä aikaa, kun sisätutkimus oli hyväksytty myös kätilön tehtäväksi) suorittaessani sormeni meni suoraan syntyvän lapsen suuhun. Kasvotarjonta. Mutta syntyvä lapsi oli kääntänyt päänsä niin, että leuka oli äidin häpyluun alla ja takaraivo äidin peräsuolen suunnassa. Siitä on oppikirjassa käytetty nimitystä avonainen tarjonta tai yläsuinen tarjonta. Se on kuitenkin harmillisesti kääntynyt käytännössä nimitykseksi avosuinen tarjonta. Kyllä siinä tilanteessa lapsen suu on kurtistunut niin pieneen suppuun, että tuo määritelmä vaikuttaa sopimattomalta. Mutta niin kieli muuttuu, pitää mennä mukana.

Kiireesti kutsuttiin lääkäri paikalle. Tuli kun tuli, ja lapsi oli ehtinyt jo syntyä. Siinä sitten kätilöä moittimaan, että turhaan kutsui, eikös kätilö tiedä, että kasvotarjonta syntyy avonaisessa asennossa.

Niinpä niin. Tämä lääkäri ei tainnut tietää, että kätilö tietää, mutta on velvollinen kutsumaan lääkärin paikalle, jos jotakin poikkeavaa tilanteessa kuitenkin esiintyy. On mentävä asiaa ennakoiden tilanteen edelle. Kasvotarjonta on kovin harvinainen eikä ollenkaan turvallinen, jos lapsi päättää kääntää katseensa tuossa tarjonnassa kohti lattiaa. Muutenkaan tämä lääkäri ei tuntunut arvostavan kätilön työtä ja ammattitaitoa. Käytti sanontaa, että kätilöt vain kaksin käsin pullaa syövät, mitäpä muuta.

Erään lääkärin luottamus kätilöiden ajattelu- ja ammattitaitoon oli melkoinen. Illalla päivystyshuoneeseen nukkumaan mennessään sanoi, että tehän tiedätte, miten synnyttäjät hoidetaan ja lääkitään. Soittakaa sitten, kun on hätä. No se oli hänen vitsinsä. Mutta joka kerta kun me sitten jostakin syystä hänelle soitimme, keskustelu oli tällainen: -Synnytyssal - Minä tulen. Ja luuri kiinni.

Eräs nuori lääkäri antoi minulle miellyttävän muiston isolta lääkärinkierrolta. Tämä tapahtui ollessani naistentautien osastolla tutustumassa heidän toimintaansa ja laajentamassa tietämystäni sieltäkin puolelta.

Isossa potilashuoneessa korkeampiarvoiset lääkärit keskustelivat vanhemman rouvan tapauksesta potilaan kuunnellessa silmät selällään ja ymmärtämättä oikein mitä hänelle suunniteltiin tehtäväksi. Lääkärijoukko ja hoitajat olivat poistumassa huoneesta, kun tämä nuori lääkäri astui rouvan vuoteen ääreen, tarttui hellästi rouvaa olkapäästä ja hetken aikaa hiljaa supatellen jutteli potilaan korvaan niin, etten kuullut, mitä hän sanoi. Mutta rouva rentoutui heti ja vaikutti huojentuneelta. Tämä lääkäri ei puhunut potilaalle pelkästään lääkärinä vaan myötäelävänä ihmisenä.

Harvinaisimpiin kaikista synnytyskokemuksistani kuuluu eräs imukuppisynnytys. Lääkäri oli kutsuttu paikalle, kun ei supistuksissa tai äidillä ollut voimaa saattaa lasta ulos. Sydänäänten takia ei tarvinnut kiirehtiä. Päädyttiin auttamaan lapsi ulos imukupilla. Kokenut lääkäri laittoi imukupin ja minä hoitelin imukuppiin alipainetta kehittävää laitetta. Toimenpide ei suju ihan hetkessä, painetta oli nostettava parin minuutin välein ja vasta sopivaan painelukuun päästyä saatettiin supistusten aikaisesti vetää lapsi ulos.

Silloin tuli sähkökatko. Sairaalan generaattori ei sekunneissa käynnistynyt, enkä ole varma olisiko se antanut virtaa tavalliseen sähköpistokkeeseen vai menikö kaikki varasähkö hengityskoneisiin ja muihin elintärkeisiin laitteisiin ympäri sairaalaa.

En enää muista mikä oli syy, ettei lääkäri tähän tapaukseen ottanut pihtilusikoita. Silloin minä muistin, että synnytyssalin antiikkikaapissa on vanha ajat sitten aktiivikäytöstä hylätty käsikäyttöinen imukuppilaite. Kiirehdin sen hakemaan. Lapsen päähän oli jo kehittynyt imun ansiosta pahka, joten imukuppi oli pysynyt paikoillaan. Vaihdettiin vain kätilömerkkiseen sähköön. Ei haitannut, vaikka laite oli kauan ollut kaapissa, se toimi ja lapsen päässähän oli se steriilinä asetettu imukuppi.

Pumppasin ja pumppasin, tai oikeammin vedin alipainetta, kunnes viisari osoitti alipaineen olevan siinä mitassa, että lapsen saattoi auttaa ulos imukupin vedolla supistuksen aikaan, äidin ponnistaessa. Aika tuntui tosi pitkältä ja hiki virtasi, mutta vanha kapine toimi moitteettomasti ja tämäkin lapsi näki päivänvalon iloisesti parkuen.

En tiedä mistä johtuu se, että jotkut synnyttäjät haluavat synnyttää lääkärin yksityispotilaana. Tosin se on kätevää, jos sattuu jotakin menevän ei-niin-luonnonmukaisesti. Lääkärihän on silloin paikalla ja nopeasti siitä voi siirtyä leikkaussaliin keisarileikkausta varten tai suorittaa muun tilanteen vaatiman toimenpiteen. Ja sitten ovat tietenkin ne äidit, joiden synnytys joka tapauksessa on suunniteltu tehtäväksi keisarileikkauksella. Muutoin ajattelen, että onpa synnyttäjällä olematon usko kätilön osaamiseen.

Ja kuitenkin, vaikka olisi kuinka yksityispotilas, niin kätilö sen lapsen ulos auttaa normaalissa synnytyksessä Suomen tapojen mukaisesti, ainakin minun työvuosieni aikana, lääkärin ollessa paikalla. Sitten joku lääkäri ompelutti välilihan leikkaushaavan, episiotomian, kätilöllä ja tuumasi – sehän meni hyvin.

Hyvinpä tietenkin. Liekö lääkäri tarkoittanut koko synnytystä vai vain tuota suorittamaani episiotomian ompelua. Luulen että pitkään synnytyssalikätilönä toimiessani olenkin varmaan lukuisampia välilihan ompeluksia suorittanut kuin lääkärit yleensä. En ole saanut viestejä jälkikäteen, että ompeleet eivät olisi minun jäljiltäni hyvin parantuneet.

Ja lääkäri ottaa sitten palkkion yksityispotilaaltaan, ei suinkaan kätilö. Vastuuhan se maksaa...

Joskus tuli hankaluuksia, kun potilas oli ymmärtänyt väärin luvatun hoidon saamisen tällaisissa yksityissynnytyksissä. Ainakin pari kertaa synnyttäjä tuli niin vauhdilla, että hyvä kun ehdittiin synnytyssänkyyn kammeta, kun jo lapsi oli maailmassa. Siinä sitten äiti parkumaan ja meitä kätilöitä moittimaan - kun minulle luvattiin se keisarileikkaus   - kun minulle luvattiin se epiduraalipuudutus. Eikä näihin tapauksiin tietenkään se lääkäri ehtinyt mukaan.

Meni jokunen hetki, kun nämäkin äidit totesivat luonnon voiman ja järkevyyden, ja olivat onnellisia hyvin menneestä synnytyksestä ja ihanasta terveesti parkuvasta vauvastaan.

Äidit ymmärsivät lehtikirjoitusten mukaisesti erilaisia suosituksia yleiseksi käytännöksi. Eräs työtoverini kertoi jonkun äidin kieltäytyneen vastaanottotutkimuksen yhteydessä ottamasta peräruisketta, joka kätilön arvion mukaan oli siinä tapauksessa todella välttämätön. Täysi peräsuoli ahtauttaa lantion tilavuutta ja on esteenä vauvan pään laskeutumiselle. Eikä ole mukavaa, että lapsi syntyessään saa peräsuolen tuotetta suuhunsa, vaikka kätilö kuinka yrittäisi siltä varjella.

-Lääkintöhallitus on sanonut, ettei ole pakko.

Siihen rauhallinen kätilö totesi, että Lääkintöhallituspa ei tiedä, että te olette erikoistapaus... Peräruiske annettiin.

Alkuvuosistani asti muistan erään lääkärin, joka itse ompeli aina välilihan haavan yksityispotilaaltaan. Tästä lääkäristä potilaat pitivät ja muistivat aina tilaisuuden tullen kaupungillakin ystävättärilleen mainita, että – laittoi sen isin tikinkin. En koskaan tullut katsoneeksi mihin kohtaan se laitettiin. Mutta nämä synnyttäjät olivat lääkäriinsä oikein tyytyväisiä.

Eräs synnyttäjä synnytti niin kiireesti, ettei paikalle oitis hälytetty lääkäri ennättänyt tulla ennen kuin hänen yksityispotilaansa oli lapsen ponnistanut ulos.

- Ei olisi saanut vielä synnyttää, kun en ollut paikalla, sanoi lääkäri. Minä yritin vakuuttaa, että kyllä kielsin lasta syntymästä, muttei se uskonut. Lääkärin kasvoilla oli sellainen ilme, joka toi mieleen sen palopäällikön sanomisen – väärin sammutettu – kun ei ehtinyt itse paikalle. Melkein kuulin korvissani tuon lääkärin omalla erikoisella huumorintajullaan asian minulle kohta sanovan. Sopivanlainen yhteinen huumorintaju oli monissa tilanteissa työn suola.

Tämä mainittu lääkäri huuteli – missä se minun hullu kätilöni on, täällä olisi hänelle synnyttäjä – ja sekin oli sitä hänen huumoriaan jota minä säestin monesti omilla, joskus jopa kitkeriltä kuulostavilla sanonnoillani. Ja homma toimi.

Nuoremmissa lääkäreissä oli myös huumori-ihmisiä. Seuraavassa kuvaus erään lääkärin huumorista. En muista onko hän savolaista syntyperää, mutta kaksi sanailua puoltavat sitä.

Potilaalla oli runsasta verenvuotoa synnytyksen seurauksena. Tämä lääkäri hoiteli asian kirjalääketieteen keinoin, mutta totesi asian hoidettuaan, että olisi pitänyt potilaan vierellä lausua kovaan ääneen – piäty veri vuotamasta, hurme huppelehtimasta ... niin olisi ehkä päässyt vähemmällä.

Siitä sitten kahvipöytään. Joku kätilö oli tuonut itse leipomaansa pullaa ja lääkärikin sai sitä maistaa – jopa on kupsakkata pulloo, lausui hän.

Kuulosti ihan savolaiselta kielenkäytöltä.

Tuo huumori on vaikea laji. Sen saimme Marjatta Rämön kanssa kokea. Heittelimme toisillemme herjaa, ei tietenkään potilaiden kuullen. Kumpikin meistä tiesi, että se on hyväntahtoista huumoria. Mutta armaat työtoverit eivät ainakaan joka kerta ymmärtäneet. Joku tosikko sitten sanoi, että nuo kaksi on pantava eri työvuoroihin, kun koko ajan riitelevät. Joskus olimme eri työvuoroissa muista syistä johtuen ja silloin tuntui kuin olisi puuttunut toinen käsi.

Yleensä synnyttäjän kanssa olimme samalla aaltopituudella ja samaan suuntaan pyrkimyksissämme suuntaavia. Joskus sattui kohdalleni toisenlainenkin ”yhteistyö”.

Sain iltavuoroon tullessani hoitaakseni synnyttäjän. Mukana oli hänen miehensä. Tapani mukaan tunnustelin tilannetta juttelemalla synnyttäjän kanssa. Tässä tapauksessa tuntui kuin olisin kaatanut vettä hanhen selkään, en tavoittanut potilastani tuntevana ihmisenä. Kaikkea koetin tarjota hänelle avuksi ja helpotukseksi, mutta vastaukset olivat kuin kasvoihini olisi lyöty.

Tiedänhän minä, että synnyttäjä on joskus peräti taantuneessa tilassa, mutta ymmärrys on silti tallella. Työvuoro oli raskas eikä lapsi edes syntynyt vielä.

Seuraavana aamuna sama lapsivaimo oli vielä odottamassa syntymisen ihmettä. Minulle ilman muuta kuului hoidon jatkuvuuden mukaisesti tämä synnyttäjä, mutta kysyin vastaavalta hoitajalta eikö olisi potilaalle mukavampi kun joku muu ottaisi huolekseen hänen auttamisensa. Vastaavan hoitajan mielipide ei tukenut omaani.

Niin minä sitten menin sinne synnyttäjän

luo. Olisi ollut hyvä saada kuva synnyttäjän ilmeestä. Kemiamme eivät aivan selvästi olleet kohdanneet millään tasolla. Aloitin tämän työvuoron rukouksella synnytyshuoneen nurkassa.

Lapsi syntyi, kaikki meni normaalisti. Synnyttäjäkin muuttui asteen verran paremmin kohtaamaan tätä meidän yhteistyötämme. Mutta olen varma, että toisenlaisella menettelyllä sekä synnyttäjä että minäkin olisimme saaneet onnistumisen ilon tästä perhetapahtumasta. Toivon, että perhe lähti kuitenkin kotiinsa onnellisena terveestä lapsestaan. Ja toivon tuon perheenisän unohtaneen myötähäpeänsä, joka oli ilmeinen, vaimonsa käyttäytymisen johdosta.

Jälkeenpäin olisin kaivannut sitä myöhemmin käyttöön tullutta työnohjausta. Sellaista ei ollut. Mutta asiasta keskusteltiin siihen malliin, että samankaltaisuus ei varmaan toistunut muiden kohdalla. Myöskään palautekeskustelua synnyttäjän kanssa ei käyty. Olisi ollut aiheellista.

Viimeinen hoitamani synnytys tapahtui, kun olin jo siirtynyt terveyteni takia päivätyöhön äitiyspoliklinikalle. Sieltä minut kutsuttiin seuraksi potilaalle, jonka varsinainen hoitaja joutui lähtemään jonnekin muualle huoneesta. Hän tuli takaisin ennen kuin lapsi syntyi, mutta potilas oli sitä mieltä, että minun pitäisi hoitaa tämä synnytys. Oli jouluaaton aatto, joten sain tästä viimeisestä mukavan muiston ja ihanan joululahjan.

Ensimmäiset 10 vuotta laskin tukkimiehen kirjanpidon tavoin, niiden synnytysten määrän, joissa olin toiminut. Sitten en jaksanut pitää kirjaa, joten arvioluvulla olen saanut tuhansiin nousevan luvun sen ensimmäisen kymmenen vuoden perusteella. Tosin synnytykset saattoivat harventua itse kutakin kätilöä kohti siinä vaiheessa, kun henkilökuntaa lisättiin ja synnytysten määrä rupesi laskemaan

Näihin synnytyksiin sattui yksösiä runsaasti, kaksosia ehkä toista kymmentä kertaa ja yhdet kolmoset.

Kipua lievitettiin tarvittaessa

Kivulla sinun pitää lapsesi synnyttämän. Jotenkin tähän malliin on Isossa Kirjassa sanottu ja sitä tyyliä on noudatettu kautta aikojen. Mutta nykyaika kaikkine mahdollisuuksineen on tullut synnytyssaleihin.

Aiemmin synnyttäjä oli koko synnytyksen ajan, kestipä se vaikka kuinka kauan, vuoteessa. Tuli aika jolloin synnyttäjät jalkautettiin. Se auttoi monelle synnyttäjälle kipuun, mutta paljon asiat muuttuivat minun työvuosieni aikana. Ja entäpä sen jälkeen?

Synnytyskipuja pyrittiin lievittämään luonnonmukaisin keinoin, hieromalla selkää, jalkoja, asentoa vaihtamalla ja tyynyillä tukien, mutta aina se ei tuonut synnyttäjälle riittävää kivunlievitystä rentouttaakseen potilasta ja auttamaan syntymää edistymään, mutta näillä konsteilla pääsi pitkälle.

Kun oli vuoteesta päästy jalkeilla olevaan

vaiheeseen, saattoi sydänääniseurannankin suorittaa sen aikaisilla laitteilla kävelevältä potilaalta. Tulevat äidit olivat liikkeellä mielellään ja itse niin halutessaan istuivat keinutuolissa tai kävivät välillä vuoteeseen. Lämmin suihku auttoi myös kivun lievityksessä. Ja jotkut synnyttäjät, varsinkin maatalojen emännät, osasivat matkia luontoa. Joku emäntä minulle sanoikin, kun ihailin hänen liikehdintäänsä jalkeilla, että näinhän ne lehmätkin tanssahtelevat synnyttäessään.

En ole koskaan onnistunut pääsemään ihan livenä katsomaan lehmän poikimista, mutta televisio on antanut minulle jonkinlaisen käsityksen tapahtumasta navetassa.

En tullut kysyneeksi maatilojen emänniltä annetaanko lehmille lääkkeellistä kivunlievitystä. Epäilen, ettei luonnon tapahtumien kulkuun puututa navetoissa tällä tavoin. Mutta ihmisillä asia on aivan toinen. Ihminen kun osaa sanallisesti ilmaista kivun laadun, joten sitä on helppo ryhtyä lieventämään. Joskus tuntui, että ihan liiankin helppoa.

Kun nuo vanhan kansan konstit eivät riittäneet, voitiin tietyin edellytyksin, lapsen ehdoilla lähinnä, turvautua lääkkeelliseen kivunlievitykseen.

Stesolid, lääkeaine, oli mielestäni useimmin käytetty rentouttava lääke. Ei se oikeastaan kipua poistanut, mutta rentouttamalla joudutti kohdunsuun avautumista, useimmiten, ja silloinhan kipuakin oli vähemmän aikaa kuin ilman lääkettä. Myöhemmin sanottiin, että se lamauttaa liikaa lapsen aktiivisuutta syntymän jälkeen. En tiedä, en kokenut sellaista urani aikana.

Toinen lääke, joka poisti kipua ja samalla auttoi kohdunsuuta rentoutumaan ja avautumaan, kun se annettiin oikeaan aikaan synnytyksen edistymisen suhteen, oli Petidin. Lieneekö missään määrin enää käytössä synnytyksen aikana? En ole ottanut selvää.

Hyvä lääke sekin oli, mutta olen nähnyt potilaan menevän täysin sekaisin siitä pienestä petidiini-annoksesta. Siis sekään ei ollut kaikille sopiva, ja kuten eivät lääkkeet yleensä, eikä aivan harmitonkaan.

Tietynlaisiin kipuihin laitettiin aquarakkuloita lähinnä akupunktiota vastaaviin pisteisiin synnyttäjän keholla. Tulinen kipu pistosvaiheessa, kun pieni määrä steriiliä vettä ruiskutettiin paukamaksi ihon sisään, mutta monesti sitten tuli hyvä helpotus ja synnytys saattoi edistyä helpommin äidin päästyä rentoutumaan kipujen vähennyttyä. Tästä lääkintämuodosta minulla on omia kokemuksia, ei synnytyksessä, vaan muun laisessa kivussa. Työtoveri ystävällisesti lievitti olkapääkipuani joka ajoittain haittasi työntekoani.

Erilaiset puudutukset, esimerkiksi kohdunsuun lähikudoksiin laitettu paracervikaalipuudutus, auttoi joskus ennenaikaisen ponnistuspakon tullessa ongelmaksi. Ja epiduraalipuudutus, jota myös käytetään eri asteisena joissakin leikkauksissa, poisti kipua tehokkaasti, mutta vaati lisätoimenpiteenä tehokkaamman verenpaineen tarkkailun kuin ilman puudutusta synnyttävän potilaan tarkkailu. Tämä oli kaiketi kaikkein tehokkain kivunlievityskeino.

Nyt äidit saavat nauttia rentouttavasta ammekylvystä, joka on joskus kuulemma niin miellyttävä, ettei synnyttäjä halua nousta ammeesta lapsen syntyessä, vaan lapsi uiskentelee tähän maailmaan kylpyveden kautta äidin vartalosta poistuessaan.

Vielä eräs kivunlievityskeino: ilokaasu. Se on helppo ja oikein hoidettuna turvallinen väline kipua poistamaan. Mutta sekin voi aiheuttaa monenlaisia vaikutuksia. Eräs työtoverini kertoi tapauksesta, jossa äiti sai ilokaasua.

Potilas rentoutui ja oli onnellinen tilanteessaan. Hiukan huppelin kaltainen oli hänen käyttäytymisensä. Hän lausahteli siinä onnessaan että – te (kätilöt) olette kaikki niin kauniita. Sitten potilas yritti kohdentaa katsettaan synnytyssalissa työskentelevään tummaihoiseen kätilökoulutuksen saaneeseen henkilöön, joka silloin toimi lastenhoitajan virassa.

- Ja hänkin on...hänkin on... synnyttäjä haki mielessään oikeaa ilmaisua ... hänkin on niin... persoonallisen näköinen!

Uusia tuulia synnytyssalissa

Aika muuttuu ja meidän on mentävä siinä mukana. Aina uudet tuulet aiheuttivat alkuun vastustusta, mutta sitten muutoksiin mukauduttiin eikä aina edes muistettu, miten oli ennen.

En muista missä vaiheessa luovuttiin valkoisesta puvusta, mutta sitä ennen oli luovuttu tuosta kauniista kätilön hunnusta. Kirpaisi, mutta täytyy myöntää, että se oli varsinkin synnytyssalissa epäkäytännöllinen. Tilalle tullut kertakäyttöinen paperimyssy oli lopulta ihan mukava.

Valkea puku puettiin edelleen alakerran pukukopissa, mutta synnytyssalin pukuhuoneessa sitten vaihdettiin kokovihreä asu, samanlainen, jota leikkaussalin henkilökunta käytti. Jossakin vaiheessa paita oli valkoinen ja housut vihreät, mutta kokovihreä asu oli työystävällisempi. Ja oli silloin ihan oikeaa puuvillaa, nykyisten keinokuituisten sijaan. Sittenkin hiki virtasi.

Aiemmin sai verotuksessa vähennystä, kun käytti omia valkeita pukuja, kenkiä ja sukkia, mutta se oikeus vietiin ajan myötä, olisiko se ollut tuo vihreisiin siirtymisen vaihe. Talosta sai jonkinlaiset hollannikkaat, putkisukat (joita eräs lääkäri käytti nenänsä niistämiseenkin, taisi allerginen nuha vaivata) ja tietenkin nuo vihreät vaatteet.

Suurempi muutos koettiin, kun potilastietoja ruvettiin koneellisesti tallentamaan. Synnytystodistuksen kirjoittaminen oli kai ensimmäinen asiakirja, joka kirjoitettiin koneella, enää ei kelvannut, vaikka olisi kuinka kauniilla käsialalla kirjoittanut sen pienen lippusen, vaan piti kirjoittaa neljänä kappaleena koneella ja se sitten omalla nimikirjoituksellaan kuitata. Siitä sitten menivät omat kappaleet erilaisiin virastoihin, joihin syntyneestä piti tieto saada tähän yhteiskuntaan. Ja muistan jonkun työtoverini olleen hiukan kateellinen minulla olevasta konekirjoitustaidosta. Minähän olin monta vuotta ehtinyt sitä harjoittaa asianajotoimistossa, joten se sujui. Muut kätilöt ilmeisesti kirjoittivat yhdellä tai kahdella sormella naputellen. Tietenkin se oli hiukan hitaampaa, mutta toimi se niinkin.

Mutta että tietokone! Sellaista ei tietääkseni ollut muualla Suomen synnytyshuoneissa ja se vaikuttikin sellaiselta pioneeritoiminnalta. Meille tuli tietokoneasiantuntija, joka yhdessä lääkäreiden kanssa sai aikaan ohjelman tietojen tallentamista varten. En muista, että olisi kätilöiltä kysytty, mitä siihen tarvittaisiin lisäksi ja asioiden kirjaamiseksi helposti.

Sitten sanottiin, että siitä vaan sitä käyttämään. Muutama oppitunnin tapainen neuvontatuokio ja olisi pitänyt osata. Minua pelotti. Ei ollut kokemusta tietokoneista muillakaan siihen aikaan. Entäpä jos jotakin menee vikaan ja kone menee vaikka rikki, kun en osaa? Ei mene, sanottiin.

Kuinka ollakaan, minä osasin tehdä jotakin sellaista, että koko ohjelma kaatui ja siinä oli sitten taas uutta työtä. Rinnakkain tämän järjestelmän kanssa kirjattiin vielä potilaspapereihin käsin tiedot jokaisesta pikku ripsauksestakin, mitä potilaiden hoidossa tehtiin. Siis kaksinkertainen työ. Ja synnytyskertomus oli jo paisunut monisivuiseksi sekä lapsen mukaan lastenhuoneeseen laitettava lomake myös. Eipä siinä liikoja aikoja jäänyt varsinaiseen potilaan hoitoon, kirjaaminen oli tietenkin tärkeää mutta joskus mahdottoman tuntuista. Kaipasin sitä, että saan oman nimeni kirjoittaa synnytyskertomuksen alle, mutta siihen tuli vain jonkinlainen nimikirjainhirviö, kun ei ollut ää:tä eikä öötä kirjaimistossa tällä laitteella. Sitten vielä piti välillä kone sulkea ja taas uudelleen tarvittaessa avata, niin aikaa meni. Isät kun olivat näet kovin innokkaita katsomaan mitä sinne kirjoitettiin. Siinähän se kone nökötti potilaan kasvojen lähellä ja isä toisella puolella sänkyä samalla tasolla.

Muutosvastarinnan ja lisäopin jälkeen asiat kuitenkin rupesivat luistamaan ja olihan tästä asiasta se hyöty, että synnyttäjä sai koko tapahtumasta kirjallisen kopion mukaansa. Mutta sitten oli lisätyö käydä synnyttäjää juttuttamassa vuodeosastolla ennen kotiin lähtöä, että oli varmasti ymmärtänyt kaiken lukemansa ja saamaansa hoitoon tyytyväinen, tai jos ei ollut, niin miten asia puitiin sitten, ettei jäänyt mitään hampaan koloon. Nykyisin tämä kirjaus on mobiililaittein päivitetty vastaamaan tämän päivän tarpeita.

Tämä alkeellisempi koneellinen kirjaus herätti mielessäni, jo ennen kuin todellinen tietokoneaika toteutui, kuvitelman siitä mihin koneet ovat tätä synnytystapahtumaa viemässä. Kirjoitin johonkin synnytysklinikan illanviettoon kuvaelman siitä, kuinka synnytyksiä "hoidetaan" tulevaisuudessa. Ei se aivan siihen ole mennyt mutta monta pientä yksityiskohtaa on toteutunut. Tuohon aikaan vielä teititeltiin synnyttäjiä. Ja tässä tuo kuvitelma on sitten luettavissa. Siitä voi saada sellaisia oivalluksia, että näkee, mitä on tästä kuvitelmasta jäänyt toteutumaan. Luojan kiitos, ei ihan täydelleen!

"Synnytystapahtumia uudella tavalla.

Kätilö juo kahvia monitorin äärellä ja lukee samalla naistenlehteä, rennosti jalat vastapäisellä tuolilla. Hälytyskello soi. Kätilö vastaa kaiuttimen kautta.

- Synnytyssali, kätilö paikalla.

- Niin rouva Savolainen? Vai rupeaa ponnistuttamaan. Jaaha, no kääntäkäähän sitä käyrää vähän paremmin kameran suuntaan, minä täsmään tätä monitoria...

Kätilö pukee suojaesiliinan ja kertakäyttömyssyn.

- No niinpä näyttää käyrässä olevan sen näköisiä mutkia, että loppusuoralla ollaan. Kipaiskaahan nyt alapesulle ja käykää sitten synnytyssänkyyn, kiikkutuoli saa nyt jäädä.

Siinä sänkyyn tullessanne laitatte esille kaikki synnytyksessä tarvittavat välineet. Ja muistakaa avata imulaite.

Nythän teillä on kaikki valmista. Joko ponnistuttaa reilusti? No aloitetaanpa sitten. Nooin, reipasta työntöä, ja vieelä ja vieelä, suunnatkaapa enempi kohti kameraa se työntö. Vai loppui supistus. Seuraavalla supistuksella otetaan kunnolla keuhkot täyteen ilmaa ja pidetään se ilma sisällä, ei saa puhkua.

No nyt tulee supistus taas. Noiin, lisätkää voimaa, vieelä ja vieeelä, tukka näkyy. Tasaisesti nyt vain. Hyvin nousee ja sieltähän sitä tultiin.

Onneksi olkoon, kaunis tytär. Ai että poikako, no ei se mitään, tästä monitorista vain ei oikein erota pieniä yksityiskohtia. Nyt imua sitten lapsen suuhun.

Hyvinhän se lapsi huutaa. Antakaahan sitten pisteet lapselle, tänne kun ei erota lapsen väriä eikä jäntevyyttä. Napa sidotaan ja sitten jälkeisten jälkeen tarkastetaan se ompeluspuoli. Mitä, unohtuiko episiotomia, voi hyvänen aika ja ensimmäinen lapsi, mitähän lastenlääkäri nyt sanoo?

Hälytyskello soi.

- Kuulkaahan, naapurihuoneen potilas pyrkii monitoriin, minäpä kysäisen, mitä hänellä on asiaa. Kylvettäkää ja imettäkää sillä aikaa vauvanne ja käväiskää suihkussa. Otan teihin pian taas yhteyden.

Kätilö vaihtaa kanavaa.

- Niin rouva Miettinen, mikä hätänä? Ai vauva syntyi jo, onneksi olkoon sitten. Mutta miksi isä konttaa lattialla noin valkoisena? Ai että toinenkin lapsi? No se nyt ei ole ongelma eikä mikään, ei pidä isän noin hätääntyä. Kylvettää vain vauvan ja ottaa kaapista välineet toista vauvaa varten. Vai ette etukäteen tienneet, että kaksi.

Siis ette tullut tehneeksi ultraäänitarkistusta missään vaiheessa. Eipä se haittaa. Sitä vartenhan me olemme täällä, että tällaiset yllättävätkin tapahtumat hoidellaan oikein ja onnellisesti. Siitä vaan isä reippaasti kaapille tarvikkeita etsimään. Kyllähän te loput hoidatte kahdestaankin. Minä vilkaisen mitä tuonne seinän taakse kuuluu nyt.

Kätilö vaihtaa taas kanavaa

- No niin rouva Savolainen. Mitenkäs siellä sujuu? Noinhan näkyy valmista olevan muuten, mutta petaatte vain vuoteenne ja sijoitatte vauvan mukavasti siihen siksi aikaa, kun työnnätte sänkynne osaston puolelle. Se on sitten koko ajan kotiin päin menoa. Hyvää vointia vain teille ja onnea vielä kerran...

Ei mitään kiittämistä, ei todellakaan, tämähän oli minullekin todella ilo. Eivätkös olekin mukavia nämä itsepalvelusynnytykset? Niin.

Voi kiitos vai että oikein kakkukahvit, kiitoksia oikein paljon. Mutta voisitteko lähettää sen kakun vasta ensi viikolla, kun on tätä edellistäkin kakkua vielä syömättä. Oikein kiva, kiitos. Näkemiin, näkemiin.

Ohhoh, olipas rankka työvuoro, kaikki tuppaavat linjoille yhtä aikaa. Sitä se tekee tämä ainainen työvoimapula, kun täytyy hoitaa useampia kuin yhtä potilasta kerrallaan.

Mutta hoitakoon seuraavan vuoron kätilö

nyt tästä eteenpäin. Minä lähden kätilö-opiskelijoiden kanssa iltaa istumaan.

Kätilö riisuu muoviesiliinan ja paperimyssyn, poistuu toisen kätilön tullessa ovessa vastaan. "

Tämän jutun olen antanut joidenkin muiden kätilöiden käyttöön esitettäväksi sopivassa tilanteessa. Ja kätilöopiskelijoille sitä lienee esitetty lukuisia kertoja kaikille vuosikursseille, opetuksen päättyessä, vaikka siinä ei olekaan enää paljon uutta ja erilaista tämän päivän synnytyksiin verraten.

Monesti potilailta tuli kiitoksia kukkien, kakkujen, kirjojen tai käsityötuotteiden muodossa. Mieleeni on painunut se potilas joka synnytyksen hoidettuani pyysi saada ristiä tytön minun nimiseksi! Herttaista.

Opiskelijoita ohjaamassa

Aapisessa luki: Opinsauna autuas aina. Niin pitäisi olla ihmisen koko elinajan. Minäkin olen oppia saanut ja oppia antanut. Olen kiitollinen molemmista mahdollisuuksista.

Kun uusi työntekijä tulee työhönsä, hänen kuuluisi saada opastusta tähän työpisteeseensä ja työhönsä. Mutta kun juuri valmistunut kätilö tai muu henkilö tulee työhön, on hänen vaikea olla nöyrä ja ottaa oppia vanhemmilta eikä närkästyä – kyllähän minä osaan. Myönnän itsekin syyllistyneeni tähän omahyväisyyteen, mutta elämä on opettanut.

Olen itse päässyt opettamaan erilaisia ihmisryhmiä. Lääketieteen kandidaatit ovat yksi sellainen ryhmä. Kovin on monenlaista opiskelijaa siinäkin ryhmässä ollut. Ja joskus olen opettamisen kokenut varsin hankalaksi kun ei oppi ole kiinnostanut. Tärkeintä on joillekin tuntunut olevan, että saa rastin ruutuun tehtävän suorittamisen merkiksi. Siinä lienee ollut joillakin opiskelijoilla jo selvillä millaiseen lääketieteen haaraan aikoo uransa rakentaa opiskelun suoritettuaan.

Siksipä kätilöstä tuntuikin joskus kovin pahalta, kun kandi pyyhälsi synnytyssaliin juuri kun kätilö monien tuntien hartaan hoitamisen päätteeksi oli saamassa ihanan synnytystapahtuman. Silloin oli tosi kitkerää antaa kandille tämä lapsen ulosautto, ja hän tyytyväisenä poistui, kun oli sen rastinsa saanut.

Joillekin kandeille oli ilmeisesti jonkinlainen kynnys tulla kätilön, korkeinta koulutusta saamattoman, opetettavaksi. Pari kertaa olen nähnyt punaista, kun kandi on suurella vakaumuksella todistanut, että on ommellut jo paljon haavoja oppinsa aikana, joten ei liene kummallista ommella episiotomiaa, eli joskus synnytyksessä tarvittavaa välilihan leikkaushaavaa.

Eipä näillä opiskelijoilla ollut naisen alakerran anatomia kovin hyvin hallussa. Kas, kun episiotomia on haavojen joukossa perin erilainen: ompeleet ovat kahdessa ja joskus kolmessakin kerroksessa laitettavat ja anatomia ehdottomasti kohdilleen puhtaan suorituksen lisäksi. Jos tätä ei tee kunnolla, saattaa saada aikaiseksi potilaalle lopuksi elämää kärsimystä, joka askeleella tuntuvaa kivuliaisuutta. Eikä se ihana sukupuoli-elämäkään tahdo sujua kun on alapää kipeänä. Moneen asiaan tämä niin tavallisen tuntuinen ompelutapahtuma vaikuttaa.

Sitten oli niitä toisenlaisiakin opiskelijoita. Tuntui mahtavalta ammentaa tietoa ja taitoa opiskelijalle, joka oli kuin pohjaton arkku. Tieto upposi. Toivon totisesti, että se oppi on jotenkin jäänyt tällaisen henkilön hyödyksi. Oli ilo yhdessä hoitaa uusi kansalainen maailmaan tulevan lääkä-rin kera.

Toinen opiskelijaryhmä jota antau-muksella koulutimme, olivat kätilöopiskelijat, joita ruvettiin kouluttamaan Kuopiossakin. He olivat valmiita sairaanhoitajia, joten ihan alkeista ei montaakaan juttua tarvinnut selostaa. Heillähän oli tietenkin voimakas motivaatio tämän erikoistumisjakson aikana. Ja muutamista näistä opettamistani kätilöopiskelijoista tuli minulle työtovereita, jopa esimiehiä työyksikkööni.

Kätilöt ovat aina pitäneet yhtä. Niin nämäkin valmistuneet kätilöt otettiin meidän vanhempien kätilöiden joukkoon iloisella illanvietolla, jossa me paperisilla ”hunnuilla” heidät lakitimme, saunomisen ja yhteisen aterian päätteeksi.

Vielä eräs erikoisempi opetettavien ryhmä: synnytysvalmennettavat. Kun synnytysvalmennusta pidettiin neuvolan toimesta muutamia kertoja, niin sitten tulevat äidit ja isät saivat tulla tutustumaan synnytyssalin ihmeelliseen maailmaan. Lääkäri piti luentonsa, kätilö jatkoi siitä. Mutta kun sairaala halusi säästää, missä lie säästöä syntynyt kuitenkaan, laitettiin synnytyssalikätilö tai äitiyspoliklinikan kätilö neuvolaan katsomaan synnytyssalifilmiä valmennettavien kanssa. Ei tarvinnut kenenkään tulla sairaalaan, vaan sai oppinsa omassa neuvolassa kuvien kanssa. Koin tämän hankalaksi eikä se vastannut varmaan äitienkään toiveita. Tästäkin on nyt livetty. Kaikki valmennus lienee netin kautta saatavissa, vai joko ollaan siinä vaiheessa, ettei valmenneta, kun luontohan se hoitaa...

Ovatpa nuo lapset kaiken aikaa tulleet syntyneiksi ilman valmennusta. Mutta äidit saisivat paremmat olot valmennettuina, kuten isätkin. Se kun on niin ihanaa aikaa tuo lapsen, varsinkin perheen ensimmäisen odottaminen ja tulevan syntymätapahtuman jännittäminen.

Eikä työnantaja, lähettäessään kätilön bussimatkan taakse kesken muun työpäivän ollut valmis korvaamaan tätä työstä aiheutuvaa bussimaksua. Rahasummahan ei ollut kovin suuri, mutta asian ydin oli, että se kustannus syntyi työn tekemisestä, joten panin lujasti hanttiin sen maksun suorittamista omakohtaisesti. Kyllä siihen lopulta löytyi jokaiselle bussilippu, mutta kotiin ei sieltä matkojen takaa maksettu bussimaksua, kun − pitäähän sinun töistä kuitenkin mennä kotiin. Niinpä niin, mutta oli eri asia tulla matkojen takaa kuin kävellä siihen sairaalan nurkalle se jokapäiväinen matka. Mutta sellaisista asioista sairaala säästi. Miten lie säästöt nykyään? Otetaanko työntekijän kukkarosta?

Kätilöpäivät

Kokeneellekin kätilölle on lisäoppi tarpeen. Pohjois-Savon kätilöyhdistys on ollut antamassa lisäoppia jäsenilleen kutsumalla luennoitsijoita kätilöiden yhteiseen iltaan. Siinä samalla ovat kätilöt viettäneet virkistävää yhdessä oloa rupatellen, kuulumisia vaihtaen ja joskus myös teatterin tai konsertin antamaa kulttuuritapahtumaa nauttien, niin omalla paikkakunnalla kuin lähikaupungeissakin.

Suomen Kätilöliitto järjestää vuosittain koulutusta antavat ja ammattitaitoa lisäävät Kätilöpäivät. Ne ovat vaihtelevasti eri kätilöyhdistysten piirissä ja avustamina järjestettävät, yleensä kaksipäiväinen tapahtuma.

Kun olin muutamia vuosia Pohjois-Savon kätilöyhdistyksen puheenjohtajana, saimme Kuo-pion Musiikkikeskukseen nämä kätilöpäivät. Osanottajia on yleensä runsaasti, niin silloinkin koko musiikkikeskuksen sali täynnä.

Yleensä päivät alkavat musiikkiesityksellä, mutta nyt yhdistyksemme halusi antaa toisenlaisen alun tällä tapahtumalle.

Kokoonnuimme useiden yhdistyksen jäsenten kanssa kotonani kokoamaan päivillä järjestettäviin arpajaisiin palkintopeitettä, johon jokainen oli neulonut palansa tai useamman, Äiti Teresa-peiton tyyliin. Siinä palojen liitosta suorittaessamme yhdistyksen jäsenet antoivat aiheita jotka minä sitten kokosin runoksi ja esitin Kätilöpäivien avajaisissa.

Hupaisa tapahtuma tuossa tilanteessa: meillä oli saksanpaimenkoira nimeltään Aija. Nimi viittaa swahilinkieliseen sanaan *aya*, joka merkitsee hyvää paimenta. Tämä paimen yritti saada osansa huomiosta näiltä naisilta ja pyöri jaloissa haitaten toimintaamme. Kutsuin sitä — Aija tulehan tänne pois tieltä.

Silloin huoneen nurkasta ompeluksensa kanssa kiirehti luokseni kätilö Aija. Sanoin väärinkäsityksen oikaisten, etten halua häntä hätistää mihinkään vaan koiramme siirrettiin toiseen huoneeseen loppuillaksi.

Se tervetuliaisruno tässä seuraavaksi.

Vain toinen kätilö ymmärtää

 Kun virkaansa astuu kätilö ja tähän työhön
jää,

vain toinen kätilö ymmärtää

sen suuren vastuun ja painavan taakan,

mi kaataa voi maahan ellei tukea saa.

Tuen antaa voi kätilö toinen,

työvuorossa, koulutuspäivillä,

vapaavuorossa, työstä levätessä.

Se voi olla käsien apua

ymmärtämistä, muistin tukea.

Sen voi toisen katseesta lukea:

vain toinen kätilö ymmärtää.

Kun nainen, raskaana oleva,

taustansa kertoo, sielunsa avaa,

vain toinen kätilö ymmärtää,

miten neuvolan kätilö mieltänsä tavaa:

Perheen onni ja lapsen terveys on

aatoksen suunta.

Hän tietää, nainen on kuningatar

tai nöyrä vastaanottaja tilassaan,

Tai äiti voi olla itsekin lapsi,

vaikka synnyttämään jo valmistautuu.

Toivotuksin ja luottavin aatoksin kätilö

heidät kaikki sairaalaan lähettää.

Hän virkasisarta ymmärtää,

sairaalan paineessa toimivaa.

Vain toinen kätilö ymmärtää

miten raskas on kätilön sydän,

kun lapsi ei synny, tai sairaana syntyy.

Niin paljon on tehty työtä,

valppaana oltu ja valmiina, joka hetki,

silloinkin kun ei tehty mitään.

Poistuu painava taakka, kun lapsi syntyy.

Urakka äidin ja kätilön valmis, hetkessä
kerrottu:

säännöllinen synnytys kello 6.15,

terve poika, 3800 grammaa, 10 pistettä.

Vain toinen kätilö ymmärtää voi

sen kiireen, kun kellot soi

ja lapsia syntyy ja syntyy,

kun kohtu ei supistu ja potilas vuotaa,

kun ei istukka irtoa ja toisessa huoneessa
sydänäänet laskevat.

Silloin kun luulet, ettet enempää ehdi,

soi ovikello ja siellä on

nainen pyöreävatsainen

ja mies, nuoria molemmat.

He katsovat sinua totisin silmin ja kysyvät,

ollaankohan oikeessa paikassa.

Oikeessapa, oikeessa,

sinä tuleva äiti

ja sinä tuleva isä

ja minäkin, kätilö, teidän auttajanne,

Vuosimallia -50 tai 87.

Kiitokset Pohjois-Savon kätilöyhdistyksen
jäsenille jotka auttoivat runon laatimisessa.

Kaikenlaista sattumusta liittyy kätilöpäiviin ja Kätilöliiton kokouksiin, joihin osallistuin ollessani Pohjois-Savon kätilöyhdistyksen puheenjohtajana.

Joka kerta kun matkustin Helsinkiin noihin kokouksiin, varasin aikaa myös kulttuuri-nautintoon, jollaista ei saanut Kuopiossa. Mukaan pyysin sisareni. Varasimme hotellista huoneen. Kokouksen jälkeen jäi aikaa vaihtaa vaatteita ja lähteä uuteen Oopperataloon, katsomaan Windsorin Iloisia Rouvia.

Jo oopperatalo sinänsä oli meille nähtävyys ja ooppera kutkutteli kulttuurinnälkäistä sielua. Väliajalla menimme tietenkin kahville. Kyselimme tarjoilijaneitoselta, mahtaakohan kahvilan yhteydessä olla naistenhuonetta. Neitonen neuvoi meille reitin kahvilatilan nurkassa olevalle ovelle.

Menimme naistenhuoneeseen. Ihmettelimme tovin, kuinka on kannattanut hienoista materiaaleista tehdä niin pieni vessatila, kuin yhdelle hengelle tarkoitettu.

Olin jo tullut hotellihelpotuksesta ja pesin käsiäni ja sisareni tuli juuri ulos peräkammarista, kun ulko-ovi avautui ja kiukkuinen vahtimestari tuli huutamaan – ei sinne saa mennä. Sisareni sanavalmiina tokaisi – ei me mennä, kun justiinsa ollaan tulossa pois.

Vahtimestari vielä korotti ääntään. -Ei sinne saa mennä, kun se on EEVA AHTISAAREN vessa. No, sehän selitti pienen huoneen rakenteet ja ahtauden. Yksityiskäyttöinen vessa.

Läksimme pois sanoen, että kyllä Eeva Ahtisaari saa Kuopiossa käydessään tulla käyttämään meidän omia vessatilojamme, sitten lienemme sujut. Anteeksi erehdys, meidät neuvottiin tänne.

Eipä ole Eeva Ahtisaari meille tullut.

Toinen osa

Omakohtaisia kokemuksia

Kun aloin kirjoittaa näitä muistikuvia, työ sujui nopeasti. Muistikuvat tulvivat mieleeni ja niistä oli helppo kirjoittaa.

Nyt tähän vaiheeseen tultuani kirjoitustahti hidastui, tyrehtyi välillä kokonaan. Kaikki muistikuvat eivät tässä osiossa ole helposti kirjoitettavissa. Omat tunnemyllerrykset näin vuosienkin takaa jarruttavat kirjoittamista. Mutta on kuitenkin hyvä saada tunteensa ja tuntemuksensa kirjalliseen muotoon ja siten lieventää painolastia, joka minua edelleen vaivaa. Kerron myöhemmin, miten se on vaikuttanut elämääni.

Kukaan ei voi tietää mitään asiaa ennen kuin on sen omakohtaisesti kokenut. Eikä omakohtainenkaan kokemus anna täyttä tietoa toisen vastaavanlaisesta kokemuksesta. Mutta hyötyä omasta synnytyskokemuksesta on kuitenkin ollut.

Olin ollut muutamia kuukausia työssäni Kuopion keskussairaalassa, kun tapasin mukavan nuoren miehen. Seurustelimme puolitoista vuotta ja menimme naimisiin. Perhettä emme kuitenkaan aikoneet heti perustaa.

Olihan se mukavaa, kahden kuherrella ja elellä, mutta sitten alkoi kuitenkin tuntua siltä, että haluaisimme pian lapsia. Lukumäärä ei ollut päällimmäinen ajatus eikä se, olisiko tyttö vai poika mukava. Olin työssäni nähnyt monia pettyneitä äitejä, kun tuli taas samaa sukupuolta oleva lapsi kuin monta edellistäkin. Siinä oli koko ajan muistutettava äidille, ja varsinkin pettyneelle isälle, että olkaa onnellisia tästäkin terveestä lapsesta. Rakastakaa häntä. Ja vaikka olisitte saaneet sairaan lapsen, niin häntäkin pitää rakastaa samalla lailla, hän se vasta rakkautta tarvitseekin huolenpidon lisäksi.

Ensimmäinen raskaus

Niin alkoi meillä lapsen odotus, ensin toiveissa, viimein toteutuneena, raskaustestin ilmaisemana. Se oli sellaista ensikertalaisen haaveilua ja suuria odotuksia, valmisteluja ja paljon keskusteluja tulevaisuudesta. Pidin päiväkirjaa, jossakin muodossa. Kirjasin neuvolamerkinnät, joitakin tapahtumia tältä raskauden alkutaipaleelta. Piirsin myös kuvan raskaana olevasta naisesta, kohdussaan kaksoset. Oliko se jonkinlainen haave? Onneksi Luoja suuressa viisaudessaan ei antanut meille kaksosia. Katsoi minut varmaan kypsymättömäksi kaksosten äidiksi. Niinhän se oli. Mutta oliko tämä jonkinlainen enne tulevasta suvusta?

Aina ei lapsen odotus mene mutkattomasti. Ei mennyt meilläkään. Eräänä yönä hoitelin synnytystä. Kipeä potilas oli ponnistusvaiheessaan levoton ja potkaisi minua kylkeen. Ei se tuntunut sattuneen mihinkään tärkeään paikkaan, mutta päivällä alkoi niukkaa veristä vuotoa esiintyä. Olin jo siinä raskauden vaiheessa, että pieni vatsakumpu näkyi kohottavan työvaatteen helmaosaa. En halunnut antaa pelolle valtaa enkä periksi ainakaan. Lääkäri määräsi vuodelepoon.

Vuodelepo oli pitkästyttävää makailua naistentautien osastolla, raskauden kesto kun ei kuitenkaan edellyttänyt synnytyspuolen hoivaa.

Makailin, lueskelin ja tein käsitöinä vauvannuttua, kankaasta ommellen ja reunuspitsiä virkaten. Välillä, oikeastaan pitkät ajat olin unessa, niin päivällä kuin yölläkin. Verenvuoto oli loppunut, mutta supistusherkkyyden takia minua lääkittiin. Sain Stesolidia napin ja tilkan konjakkia kolmesti vuorokaudessa supistuksia estämään. Näiden rohtojen lisäksi minuun pistettiin jotakin hormonia, jonka nimeä en muista. Annos oli suuri, sen ymmärsin vasta jälkeen päin. Millainenhan lapsesta olisi tullut, jos olisi saanut kasvaa ja syntyä täysiaikaisena.

Niin se ei mennyt. Yhtenä yönä meni

lapsivesi. Olin silti toiveikas, en halunnut ajatella muuta kuin raskauden jatkumista, vaikka oltiin vasta menossa puolivälissä. Minut kuitenkin siirrettiin "omieni pariin", eli synnytysvuode-osastolle. Se kirkasti mieltäni. Varmasti siellä työtoverit ajattelivat, että siinäpä typerä kätilö, kun ei näe ihan selviä merkkejä tulevasta. En halunnut nähdä.

Ja sitten alkoivat voimakkaat supistukset. Sain Petidiniä noiden muiden lääkkeiden lisäksi supistuksia hillitsemään. Ei auttanut. Kivuliaat supistukset jatkuivat tiheään ja minut siirrettiin synnytyssaliin muutaman kivuliaan tunnin jäl-keen ja siellä se sitten päättyi, tämä raskaus.

Pieni, keskenmenoksi painonsa puolesta luokiteltu poikavauva syntyi illan hämyssä. Ajan tavan mukaan lapsi, täysiaikainenkaan, ei saanut lepäillä äidin paljaalla iholla, ei pieni poikamme-kaan päässyt minun syliini. Katsoin kätilön käsissä lepäävää vauvaa, näin hänen sydämenlyöntinsä ohuen ihon alta. Sitten syke lakkasi, ja hänet vietiin pois.

En muista kuinka kovaa huusin sieluni tuskaa, mutta itkulle ei tuntunut tulevan loppua. Vuodeosastolla lepäsin yksin huoneessani, mutta kuulin osaston käytäviltä vauvojen itkun. Kun viimein poistuin huoneesta käytävälle suihkuun mennäkseni, tapasin entisen luokkatoverini, joka oli saanut terveen vauvan. En muista, huomasinko edes onnitella häntä, mutta tilanne oli hänellekin vaikea. Sanoja oli vaikea löytää meidän kummankaan. En ole sen jälkeen tavannut tätä luokkatoveriani.

Toipuminen tuosta kokemuksesta oli pitkä eikä varmaan koskaan ole valmis. Silloin tuntui, että kaikki naistenlehdet ja sanomalehdet kirjoittivat vastaavanlaisista kokemuksista naisen elämässä. Luin niitä ja vertailin omaa kohtaloani. En osaa sanoa oliko vertaistuki tässä hyväksi vai pahaksi, mutta mihinkäs silmäsi pistät, kun otsikot oikein pomppasivat silmilleni lehtiä lukiessa.

Varpunen jouluaamuna on sellainen joululaulu, kaikessa kauneudessaan, etten sitä voi

vieläkään laulaa kurkkuni kuristumatta hiljaiseksi.
Enkä ole sitä laulua koskaan laulanut myöhemmin
syntyneelle pojallemme. Koen sen liian oma-
kohtaiseksi sisällöltään.

Elämä jatkuu

Olin saanut sellaisen määrän rauhoittavia lääkkeitä, että niistä eroon pääseminen vaati vähittäisen lopettelun. Ja sieluni kaipasi muutenkin Stesolidia. Ajattelin että se on minulle tarpeen. Ja lääkäri kirjoitti reseptin.

Lapsi syntyi niin aikaisessa vaiheessa, etten ollut oikeutettu äitiyslomaan, mutta lääkäri kirjoitti sairauslomaa ja olisi kirjoittanut vaikka pidempäänkin, mutta halusin työhön ja elämässä eteen päin.

Lääkkeet eivät enää olleet käytössä, kun palasin työhöni synnytyssaliin. Silloin ei annettu kriisiapua eikä asiasta ollut suotavaa keskustella. Kun työpaikallani katsoin asiakirjoja tapahtumastani, niin työtoverini tuli ja vei ne pois. Sanoi, ettet sinä enää tarvitse niitä murehtia. Olisin kyllä tarvinnut keskusteluapua. Asia jäi vuosiksi taka-alalle sieluuni, vasta myöhemmin se tuli voimallisesti esiin ja aiheutti monenlaista ongelmaa, muiden lisäksi. Unohda – älä ajattele sitä enää.

Helpommin sanottu kuin tehty. Saatte te toisia lapsia – lause jota en enää koskaan sanonut lapsensa menettäneelle äidille. Jokainen lapsi on oma yksilönsä, uusi lapsi on sitten ihan toinen juttu. Toinen lapsi ei korvaa ketään vaan on toinen henkilö. Ja vain aika haalistaa kivun siedettäväksi arveksi sieluun, ikiajoiksi.

Työt jatkuivat ja elämä muutenkin tavanomaisena. Mutta uutta raskautta ei vain kuulunut. Liekö tuo hormonilääkitys, jota sain pistoksina, ollut syynä raskauden viivästymiseen.

Erilaisia tutkimuksia tehtiin ja lääkkeellistäkin hoitoa sain, mutta tuloksetta. Sitten, yli neljän vuoden jälkeen otimme koiran, tuon mainitun Aija-saksanpaimenkoiran. Tunsin elämälläni olevan jotakin sisältöä, kun sain hoivata pientä koiranpentua. Koira tosin tietyssä kasvamisen vaiheessa yritti minusta ottaa yliotteen, kun tunsi olevansa mieheni koira ja minä niin ollen en ollut laumassamme kovin korkeassa asemassa. Pääsimme kuitenkin yhteisymmärrykseen, jota sitten riitti aina koiran kohtaloksi koituneeseen aivoverenvuotoon asti, 12-vuotiaaksi elettyään. Siihen mennessä koira oli kerran kuukaudessa antanut myötätuntoa haistaessaan minun hormonaalisen vaiheeni olevan päällä. Istui jalan juuressa ja huokaili, katsoen minua kauniilla silmillään.

Ehkä aika oli muutenkin otollinen, tai sitten todella pääsin unohtamaan ikävän kokemuksen, kun hellin sydämeni kyllyydestä tuota koiraa, kun huomasin merkkejä itsessäni, raskaus oli päässyt ilman hoitoja alkamaan.

Toinen raskaus

Kun on kohdalle sattunut yksi ikävä kokemus ja sen kaikki yksityiskohdat muistuvat mieleen, niin uuden raskauden alku oli yhtä oireiden kyttäämistä ja varovaisuutta.

Hyvin meni jonkun aikaa, mutta verinen vuoto alkoi melko aikaisessa vaiheessa raskautta ja sitten minä tilasin ambulanssin, matkasin sairaalaan ja taas vuodepotilaana hoidettavaksi.

En muista tämän hoitojakson aikaa, kuinka kauan sitä kesti. Olin onnellinen, verenvuoto loppui eikä supistuksiakaan ollut. Lääkäri oli sitä mieltä, että kun on sopivaan raskauden vaiheeseen ehditty, niin laitetaan Shirodkar-lanka, siis ommel kohdunsuulle. Pussinsuu kurot-taisiin umpeen! Menetelmä on tietääkseni jonkin verran käytössä vieläkin, netiltä katsoin vähän aikaa sitten. Kuinka monelle siitä on apua, en tiedä tilastoja. Mutta kun on ommel laitettu niin vähäiset supistukset eivät saa kohdunsuuta avautumaan, kun on vuodelevossa. Sain käydä vain aika ajoin sairaalan äitiyspoliklinikalla vastaan-otolla, langan paikallaan pysyminen tarkastettiin.

Vuodelepoa kotona. Mies kävi ruoka-tunnillaan laittamassa ruokaa minulle ja itsel-leenkin, tietenkin, ja ulkoiluttamassa koiraa. Minä vain makasin niin kuin Sophia Loren, tunnettu italialainen näyttelijätär, kuului tehneen raskauk-siensa saattamiseksi täysiaikaisuuteen. Minulla oli lupa käydä vessassa. Todellakin olimme mo-lemmat "raskaana", minä lasta kantaen ja mies minua kaikenlaisella avulla kannatellen.

Musiikkia kuuntelin, televisiossa ei siihen aikaan ollut kovin kummoisia ohjelmia päivisin, mutta kirjoja luin ihan pinotolkulla. Jokaisella äitiyspoliklinikkareissulla sain sairaalan kirjaston-hoitajan keräämän kassillisen kirjoja mukaani. Hän tiesi minun kirjamakuni.

Ja tietenkin nukuin paljon. Vauva mylläsi mahassa, kun käänsin kylkeä. Muistan joitakin lauluja laulelleeni rauhoittaakseni vauvaa, olisin kyllä voinut laulaa enemmänkin. Ja lääkkeenä oli taas konjakkia kolme kertaa päivässä. Tarvittaessa supistusten tullessa olisin saanut ottaa vielä lisätujauksen, mutta sitä en tarvinnut. Kun seuraava supistelukausi alkoi, olin taas sairaalassa makaamassa muutaman viikon. Ne viikot olivat pitkiä. Sukulaiset, mieheni lisäksi, kävivät vierailulla. Osaston henkilökunta oli tuttua, mutta heillä oli omat työnsä, kävivät vain tarvittavat hoitotapahtumat tekemässä. Synnytyssalista kävi vierailulla muutama henkilö.

Lähellä laskettua aikaa sitten poistettiin se ommel kohdunsuulta. Se lanka on minulla muistona tallessa. Höpsöä, mutta tallettelin muitakin pikku juttuja raskauden ajalta ja niitä on sitten ihmetelty poikamme kanssa näin jälkeen päin. Mutta Shirodkar-lanka on oikeastaan ihan konkreettisesti elämän lanka.

Kun oli lanka poistettu ja supistusherkkyyttä oli, sainhan jo olla jalkeilla ja ulkoillakin, olisi luullut että synnytys käynnistyy tuota pikaa ja tapahtuu nopeasti, mutta mitään ei sitten tapahtunutkaan.

Ulkoilin mieheni tuella, liukkaita kelejä kun oli ja jalkalihakseni olivat veltostuneet vuodelevossa. Olihan tuolla osastojaksolla suunniteltu jonkinlaista fysioterapiaa jalkojen vahvistamiseksi, mutta se ei jostakin syystä toteutunut koskaan.

Yhdellä kauppareissulla sitten rupesi tuntumaan siltä, että en jaksa kotiin asti. Jotakin kosteaa tunsin housuissani. Kotiin kuitenkin pääsin. Se kuuluisa limatulppa oli tullut. Siis jonkinlaista sitkeää limaa. Se on ollut monella potilaalla synnyttämään tullessa ongelma, kun ei ole limatulppa tullut! Limatulpasta oli niin paljon puhuttu, että monesti synnyttäjä luuli sen olevan ihan konkreettinen tulppamainen muodostelma, jonka kuului tulla ennen kuin lapsi pääsisi syntymään.

Vähän alkoi tuntua supistuksia, ensin harvakseltaan, sitten tihentyen kuten lähes jokaisella synnyttäjällä tämä tahti menee. Ja vauva sen kuin potkia porskutteli. Ajattelin, että sairaalassa seurataan sydänääniä supistusten lisäksi, joten

mieheni vei minut illan hämyssä omalle syn-
nytysosastolleni, synnytyssaliin. Hän lähti sitten
yksin kotiin vastaanottamaan uutta vuotta.

Olin jonakin uudenvuoden yönä, saatuani
ottaa vastaan vuoden ensimmäisen sairaalas-
samme syntyneen vauvan, pilaillut työtovereilleni,
että minä sitten synnytän uuden vuoden vauvan,
joskus. Sitä sanaa ei sano, jonka kelkassa ei käy,
on vanha kansa viisaasti tiennyt. En päässyt
sanomistani pakoon. Tehtävä oli kuten olin
sanonut. Ennekö tämäkin lausahdus?

Vuosi kai vaihtui sairaalan ulkopuolella
ilotulitteiden räiskeessä. Minulla oli ihan oma
ilotulitus, supistusten aiheuttama tulenpunainen
tuska muutaman minuutin välein. Työtoverini
istui koko yön vuoteeni vieressä, auttoi minua
kaikilla kätilöille suoduilla tavoilla, että kaikki olisi
mennyt hyvin ja olisin saanut mahdollisimman
hyvän synnytyskokemuksen, terveen lapsen lisäk-
si. Muistan supistusten välillä kyselleeni tältä
kätilöltäni, millainen hänen synnytyskokemuk-
sensa oli omalla kohdallaan. Vastausta en muista.

Varmaan hän lie kertonut siinä istuessaan ajan kuluksi minulle omista tuntemuksistaan.

Niin kului tunteja. Luonto ei armahtanut minua eikä lastani. Ponnistusvaihe alkoi liian aikaisin. Kohdunsuu ei antanut periksi. Olisikohan ollut syynä se Shirodkar-langan aiheuttama arpeutuminen, kuka tietää. Mutta ponnistuspakkoa oli yritettävä hillitä, kaikilla niillä konsteilla joita olin käyttänyt omille potilailleni liian aikaista ponnistamista hillitäkseni.

Ei auttanut. Ja sitten tuli mutkia sydänääniin. Lääkäri kutsuttiin paikalle. Ainakin neljä arpea on poikani päälaella muistona niistä Astrup-näytteiden otoista, joilla tutkittiin sikiön hapetusta. Niissä ei ollut poikkeamia.

- Se (lapsi) vaan piruilee kätilöille ja puristelee napanuoraansa, oli tämä erikoisen huumorintajun omaava lääkäri sanonut joskus vastaavassa tilanteessa aiemmin. Nyt naureskelimme yhdessä siinä supistusten lomassa, että niinhän se menee.

Ja aamu valkeni, harmaa, sumuinen, uusi vuosi oli alkanut. Synnytyssalissa oli aamuraportin aika ja työvuoroon tuli yön jälkeen uusi kätilö. Sitten viimeinkin, kello kahdeksan jälkeen sain ponnistaa vauvan ulos, lääkärin seuratessa vieressä.

Kätilö päiväili napanuoran mutkia ja pituutta auttaessaan lapsen tähän maailmaan. Oli kuin olisi ollut rähinäremmi, armeijan tyyliin, olalla ja vyötärön ympärillä. Ja napanuoran pituus oli poikkeuksellinen, 105 senttimetriä.

Selvää upseeriainesta. En muista sanoiko sen lääkäri vai kätilö. Enteellistä? Tuli vänrikki.

Vuoden ensimmäinen vauva oli syntynyt, kello 8.09. Olisihan siihen joku muu vauva ennättänyt syntyä yöllä ennen meidän vauvaamme, mutta muita synnyttäjiä ei tainnut olla siinä vaiheessa, että olisivat saaneet vauvan parkaisun kuuluviin ennen meidän vauvamme ääntä.

Vauva vietiin lastenhoitohuoneeseen, punnittiin ja pestiin. Käytettiin kapaloituna nähtävilläni, ja sitten lastenhuoneeseen osaston puolelle. Ei puhettakaan, että olisi syliin saanut. Sellainen oli luvallista vasta sitten kun synnyttänyt äiti oli käynyt keuhkokuvauksessa röntgenissä. Lie siihen aikaan vielä ollut uhkana keuhkotauti vastasyntyneelle vaivaksi.

Kun minut oli synnytysvuoteessa, makuulla, pesty ja siirretty tavalliseen vuoteeseen, sain kupin kahvia ja meetvurstilla päällystetyn voileivän. Juhlaruokaa minun mielestäni. Ja sitten osastolle siirryttyäni vaivuin uneen. Vaikka olin nukahdellut supistusten väleillä, niin väsymys painoi.

Synnytyksen hoitanut kätilö soitti miehelleni. Mies oli soitellut muutaman kerran yöllä, mutta ruvennut nukkumaan, kun ei valmista kuulunut. Heti uutisen kuultuaan hän sitten kiirehti kertomaan äidilleen tämän iloisen asian. - Ihanko poika, voi hyvänen aika, että ihanko poika, oli anoppini siunaillut.

Vanhempani olivat tuona leutona uudenvuodenyönä mökillä. Ei siellä ollut puhelimia lähimaillakaan, kännyköistä ei vielä edes tiedetty. Sinne ei tietoa saatu. Mutta aamulla heti herättyään äitini rupesi panemaan pasianssia. Se meni sujuvasti läpi.

Nyt on vauva syntynyt, äitini tulkitsi pasianssinsa, ja niiltä istuimiltaan pakkasivat tavaransa autoon, äitini otti orvokkeja mökin seinustan kukkapenkistä lumisohjon keskeltä, ja ajelivat kaupunkiin. Mieheni oli mennyt heitä odottelemaan heidän kotinsa parvekkeelle. Sieltä hän vilkutti tulijoille iloisena.

En muista saivatko isovanhemmat tulla lasta katsomaan, mutta melkoisen muikea on ilme mieheni kasvoilla valokuvassa, kun hän lastenhuoneen ikkunan takana ihastelee vauvaa. Äitini pääsi työvuorossaan ja työasussaan ihan lastenhuoneeseen seuraavana päivänä ihailemaan ensimmäistä lapsenlastaan. Tuore isä sai lapsen ensimmäistä kertaa syliinsä vasta kotiinlähtöpäivänä, viikon kuluttua. Siinä poika matkusti makuupussissa isin sylissä autoon ja autossa pääsi minun syliini. Ajettiin varovasti. Ei ollut turvavöitä vielä keksittykään enkä lainkaan epäillyt mieheni ajotaitoa ja varovaisuutta kallista lastiaan kuljettaessa.

Tuosta lapsen maailmaan auttaneesta kätilöstä tuli poikamme kummi.

Sisareni mies oli meillä parvekkeella filmaamassa kaitafilmikameralla tämän kotiin tulon ja samalla filmillä näkyy Aija-koiran riemu äidin tullessa kotiin, kun oli ollut niin kauan poissa. Mikä lie nyytti mukana, ajatteli koira varmaan, eikä ollut lainkaan kiinnostunut pojasta. Mutta kun sitten jonkun ajan päästä uskalsin tehdä kokeen laittaa lapsen lattialle huovan päälle, totesin tämän "hyvän paimenen" sielun liikkeet. Koira kävi samalle huovalle makaamaan eikä poistunut ennen kuin lapsi nostettiin siitä pois.

Sama vahtiminen jatkui yhdentoista vuoden ajan, kunnes Aija-koira tuli vanhaksi ja sairaaksi. Olivat keskenään hyviä kaveruksia, poika ja koira. Sisaruksia ei lapsemme saanut. Minulla petti rohkeus ruveta uudelleen yrittämään raskautta. Pelkäsin vaikeuksien uusiutuvan ja siinä oli suurin pelko se, että jos joudun makaamaan vuoteessa kotona tai sairaalassa, en ehkä saa tätä ainokaistani ottaa syliini pitkään aikaan. Mutta Luoja armahti, antoi toisenlaisen "sisaruksen" pojallemme, tämän koiran siis, jo edeltä käsin.

Ja sitten alkoi se imetyksen riemu. Voi miten ihanaa oli ottaa nälkäinen lapsi rinnalle ja tuntea hänen voimakas elämisen tahtonsa tuossa hetkessä. Sitä ei kuitenkaan kestänyt kovin kauan, maito tyrehtyi muutamassa viikossa ja sitten olikin jo lähdettävä työhön. Lapsi sai maitopullonsa perhepäivähoitajalta. Niihin oli jo tottunut kotonakin. Hyvin niillä kasvoi eikä tainnut olla vatsavaivojakaan, vaikka suurin osa pullomaidosta oli tehty lehmänmaidosta, mutta myös äidinmaidonkorvikkeita oli käytössä. Ne olivat päivähoitoon helpompia antaa mukaan.

Vaikka en saanut lasta itse hoitaa koko lapsuusaikaa, niin koen että hän sai rakkautta ensimmäisinä aikoinaan tässä ihanassa perhepäivähoidossa. Sitten tuli aika siirtyä päiväkotiin, kun sanottiin että lapsen kehitykselle on tärkeää oppia sosiaalisuutta. Rakkauden määrästä en ole ihan niinkään varma. Toteutettiin jonkinlaista kaikki-samaan-muottiin-menetelmää. Ja kun lapsi oli yksilö, hän ei sopeutunut kaikkeen. Siellä syötettiin lapselle herneitä, vaikka lapsi sanoi, ettei voi niitä syödä. Kun ei ollut paperia todistaa, etteivät ne käy lapselle, seuraus oli se, että lapsi oksensi, äidille soitettiin työhön, tule hakemaan lapsesi pois, on sairas. Eikä hän syö vielä aikuisenakaan herneitä.

Sitten sanottiin, että kun ei lapsi sopeudu, pitää hankkia perhepäivähoitopaikka. Taas oli lapsi onnellinen. Siellä hän oli sitten esikouluikään asti, suhteellisen terveenä ja onnellisena, kunnes esikoulussa sairasti elämänsä ensimmäisen nuhakuumeen. Ja sitten monta pientä sairautta ja vähän isompaakin.

Muita synnytyksiä

Ainoa sisareni oli raskaana yhtä aikaa, kun minä odottelin meidän vauvaamme syntyväksi. Lasketussa ajassa oli sen verran eroa, että minun äitiyslomani, se lyhyt sen ajan mukaan, oli ohi ja jännitimme molemmat, olenko mahdollisuudessa hoitamaan hänen synnytystään.

Sehän sattui sopivasti. Olin menossa iltavuoroon vuodeosastolle, kun sisareni synnytys aamupäivällä käynnistyi. Menimme yhdessä synnytyssaliin.

Muistamme aina mainita, kun lasten iästä tulee kysymys, että näillä serkuksilla on ikäeroa kolme kuukautta kaksikymmentä yksi päivää kuusi tuntia ja yksi minuutti. Mutta niin ovat olleet saman vuoden lapsina kuin kaksoset eri perheissä. Ja ylimmät ystävät aina aikuisuuteen asti. Heillä oli yhteisiä naurun aiheita ja toimintaa, kikattivat joskus ihan vanhempien kiusaksikin. Olin todella onnellinen, että pojallamme oli noin läheinen serkku.

Synnytys eteni niin, etten joutunut omaan työvuorooni ajallaan, vaan myöhästyin, mutta sain tiedon omaan työpisteeseeni, että tulen kun ehdin, ei mene kauan, joudun pian.

Lapsi syntyi, mutta kaikki lapset eivät saa syntyä terveinä, ilman ulkoisia poikkeamia. Tämä lapsi kuului siihen ryhmään.

-miten raskas on kätilön sydän, kun lapsi ei synny tai sairaana syntyy...

Olen mielestäni kovahermoinen, mutta tässä hetkessä minulta meni filmi poikki. Kuulin apukätilöni sanovan toiselle huoneessa olleelle kätilölle, jatka sinä, Seija ei pysty. Olin kuitenkin kaiken tehnyt ihan normaalisti, sitonut napanuoran ja lienen näyttänyt lasta sisarelleni, mutta en muista sitä itse lainkaan.

Siihen tuli kai lääkäri ja lastenlääkäri ja lapsen voinnista puhuttiin, mutta mitä, sitä en muista. Lapsi vietiin pois tarkempaan tarkasteluun ja seuraavan päiväistä leikkausta odottamaan.

En tiedä, miten selvisin siitä iltavuorostani. Ja varsin vaikea paikka oli mennä äidilleni kertomaan nämä uutiset. Äiti oli silloin tuolla vuodeosastolla suorittamassa yhdessä potilas- huoneessa suursiivousta. Koskaan en tullut kysyneeksi, kuinka hän jaksoi. Niin voi kätilökin seota ajatuksissaan ja toimissaan.

Soitinko lapsen isälle vai soittiko joku muu? Unohdus on joskus armeliasta, mutta haluaisin muistaa enkä vain kuulla kerrottavan. Mutta sen muistan, etten järkytykseltäni saanut sanottua, että kun lapsi saa hätäkasteen ennen leikkauk- seen menoa, niin minä tulen sen suorittamaan. Olinhan jo siihen mennessä hätäkastanut muu- tamia lapsia heidän elämänsä epävarmalla alkutaipaleella.

Mutta sain tämän lapsen auttaa maail- maan, seurata hänen elämäänsä läheltä vuosia, kunnes voittamaton sairaus vei tämän jo aikui- seksi ehtineen ihanan nuoren naisen. Olin ensimmäinen ihminen joka hänet sai pitää käsissään, ja olin viimeinen ihminen joka sai häntä tukea jalkeille vuorokautta ennen kuin kuolema saapui.

Sisareni ja hänen miehensä menettivät lapsensa, poikamme serkkunsa ja minä tunsin myös menetyksen tuskan painavana. Se tuska ei koskaan katoa sielustani. Vieläkin kuulen korvissani hänen heleän äänensä, kun hän vastasi puhelimeen, kun soittelimme toisillemme lähes päivittäin.

Kun tämä tyttönen oli jo kouluikäinen, sai sisareni poikalapsen. Olin myös siinä synnytyksessä ulosauttajana. Olenkin sanonut, että meillä on sisareni kanssa yhteensä kolme lasta, ja kaikki ovat minun "tekemiäni".

Ja melkein on minun "tekemäni" tämä nykyinen miniäni myös. Olen kuulemma auttanut maailmaan hänen sisarensa. Sen kertoi miniän äiti tutustuessamme näihin poikamme tuleviin appivanhempiin.

Suku lisääntyy

Kun poikamme sitten tapasi viehättävän nuoren tytön, hän alkoi tämän kanssa seurustella ihan vakavasti. Muuttivat yhdessä opiskelupaikakunnallekin, ensin avioiduttuaan kotikaupungissa. Opiskelua kesti muutaman vuoden ja sitten he palasivat Kuopioon. Heillä oli ollut jo ennen opiskeluaikaa kaneja lemmikkeinään, mutta opiskelun loppuvaiheilla he ottivat koiranpennun, tuon suloisen Hilman, Länsi-Ylämaan terrierin. Me vanhemmat tietenkin toivoimme lapsenlapsia, mutta saimme tyytyä hoivailemaan tätä koiraa, joka nyt on vanhus. Ja niin me vanhat vietämme nykyisin aikaa melko paljon yhdessä.

Viimein nuoret ilmoittivat tulevasta perheenlisäyksestä. Olen aina itseäni pitänyt asioihin järkevästi suhtautuvana, mutta nyt minä sitten taas sekosin ja hössötin, suunnittelin, ostelin kaikenlaista lasta varten.

Raskausaika meni mukavasti. En ainakaan

muista mitään kovin ihmeellistä niiltä kuukausilta. Hilma-koira oli hellinnän kohteena, ehti jo yli vuoden ikään ennen lapsen syntymää.

Hilma-koiralla oli vaivaa anaalirauhasista. Lääkäri päätti, että ne on leikattava, että vaiva ei jatkuvasti toistu. Ja yhtenä päivänä veimme miniän kanssa Hilman lääkäriin, jossa todetusti näissä hommissa koiralta menee "muisti". Suojatötterö kaulassa Hilma kotiutui.

Seuraavana päivänä meni miniältä lapsivesi. Miniä soitti minulle, kun olin sisareni luona käymässä. Järkevästi ajattelevana kätilönä olisin voinut asian saada päiväjärjestykseen, mutta minä järkytyin niin, että myöhemmin sisareni sanoi, että minä olin kalvennut ihan valkeaksi. Se on ihme, kun olen kovin punaihoinen.

Miksi järkytyin? Tiesin, että kyseessä on perätila ja laskettuun aikaan oli viisi viikkoa. Puhelimessa olin antanut miniälle ohjeen soittaa ambulanssi, käydä pitkälleen avattuaan oven. Minulla kun ei ollut heille avainta.

Ajoin varmaankin syyntakeettomassa tilassa Väinölänniemeltä Länsi-Puijolle ja kiirehdin miniän luo. Matkalla olin ohittanut auton risteyksessä hädissäni väärältä puolelta, mutta onneksi ei mitään vahinkoa tapahtunut, paitsi että tämä muisto vaivaa minua vieläkin. Olen keskustellut tästä lain rikkomistapahtumas-a poliisimiehen kanssa. Tuntui ymmärtävän kaaoksessa olleen mieleni ja kehotti varovaisuuteen liikenteessä jatkossa.

Ambulanssimiehet tulivat. Eivät olleet uskoa, ettei tätä lapsivaimoa istuteta pyörätuoliin vaan viedään paareilla kyytiin, ettei se napa-nuora... Sanoin että olen kätilö ja määrään näin tehtäväksi. Se on sairaalahenkilökunnan päätettävissä, onko turvallista nousta jalkeille. Minä kun en sitä kotioloissa voinut tarkistaa, ettei napa-nuoralle ole avointa reittiä. Jäin vahtimaan Hilma-koiraa ja lusikalla syöttämään löysää kaurapuuroa, mikä oli määrätty leikkauksen jälkeiseksi ruuaksi, antibioottien lisäksi. Tätä työtä hoitelin siihen asti, kunnes poika pystyi hoitamaan koiraansa.

Miniä oli soittanut pojalleni Vieremälle, missä tämä toimi opettajana silloin, - että tilanne on nyt tämä, tule pois työstäsi sairaalaan. Poika ajoi toistasataa kilometriä, tuli peseytymään ja lähti sairaalaan. Siellä oli päätetty, että tämä ennenaikainen perätilatapaus kuuluu leikkaussaliin. Sinne pääsi isä mukaan ottamaan vastaan perheen esikoista, suloista tyttöstä.

Valokuvissa tämä tyttö näytti tuttipullon kokoiselta. Isovanhemmat eivät päässeet katsomaan lasta kuin osaston lasioven takaa. Mutta siinäkin todettiin, että on söpö. Vasta perheen kotiuduttua saimme vastasyntynyttä ihastella ihan läheltä ja ottaa syliin. Minulta pääsi itku.

Hilma-koira yritti tehdä itseään tykö, kun miniä imetti lasta. Samalle tyynylle piti päästä katsomaan mikä kumma tuo on, kun ei perhe häntä ihan entiseen malliin ehdi huomioimaan. Ja ristiäisissä Hilma istahti virsikirjan lähelle – ja minä kun siitä virrestä viis veisaan!

Tavallisia päiviä ja yllätys

Tätä pientä herranterttusta sitten saimme hoidella, kun vanhemmilla oli työtä ja lapsi sairasti jotakin nuhakuumetta tai muuta. Ne olivat raskaita mutta antoisia päiviä. Aina sitä mieluummin itse sairastaisi kuin sallisi lapsen olevan kipeänä.

Lisänä oli päivittäin käynti äitini luona. Äiti vanheni, kuten me muutkin, mutta vanhuus ei tule yksinään. Äidilleni se toi muistiongelmia, joiden johdosta hän viimein joutui siirtymään palveluhoivaan. Asunto jäi tyhjilleen.

Sisareni keksi, että poikamme perhe voi muuttaa siihen asuntoon erilaisin juridisin järjestelyin, kun äitini vielä ymmärsi mistä oli kyse. Lääkäri vahvisti, että äitini ymmärtää tämän asian merkityksen lupaa antaessaan.

Asunto oli sopiva tuolle perheelle. He kunnostivat sitä ja pieni tyttökin sai oman huoneen. Mutta ajan oloon se asunto kävi pieneksi. Kas kun uusi raskaus alkoi. Sen aikana ei isommasta asunnosta vielä haaveiltu, ajateltiin että tähän mahtuu. Mahtuuhan sitä, kun järjestellään.

Raskaus eteni. Jo alkuvaiheessa ultraäänitutkimuksessa oli havaittu, että tulossa olikin kaksi lasta. Se aluksi järkytti meitä kaikkia. Se on varmaan useammalle suvulle sekä iloinen että huolestuttava uutinen.

Viikot kuluivat. Vauvat kasvoivat, mutta äidille kohosi verenpaine ja virtsan valkuaiseritys oli myös huolestuttava. Sairauslomakaan ei tuonut riittävää apua äidin ja lasten turvaksi, vaan oli siirryttävä vuodelepoon ja tarkkailuun sairaalaan.

Kätilömummolla ei ollut turvallinen mieli. Kuinka olinkaan kritisoinut potilaiden epäuskoa kätilön apuun, turvautumista yksityislääkäriin, mutta nyt minä olin kuin kuka tahansa isovanhempi, en pelkästään kätilö. Pelkäsin.

Päivittäin miniä laittoi minulle teksti-

viestinä tilannetiedotuksen. Vierailulle ei päästetty kuin aviomies. Niin kriittinen oli tilanteen
kehitysvauhti.

Sanotaan, että tieto lisää tuskaa. Ainakin
tässä tapauksessa se piti paikkansa. En nukkunut
öisin, kun mietin asian edistymistä. Ja usko, että
Luoja varjelee lasta, humalaista ja kätilöä - oli
lujalla koetuksella ja petti lopulta.

Kymmenen viikkoa vielä laskettuun aikaan
– mahdotonta. Ja niin minä, kätilön tietämykselläni, huolestuneena, soitin vuodeosastolle
missä miniä oli levossa. Kätilö, joka vastasi
puhelimeen, kuunteli huoleni, mutta sanoi
ykskantaan, että kyllä täällä nämä asiat tiedetään
ja pidetään huolessa. Niin tietysti, mutta asia ei
koskettanutkaan hänen sieluaan henkilökohtaisella tasolla.

Lopetin puhelun sanoen – tehkää jotakin,
ennen kuin menetämme koko paketin.

Seuraavana aamuna joku muukin oli tullut
samaan tulokseen ja päätettiin tehdä keisarileik-

kaus, kaikkien kolmen pelastamiseksi ja ter-
veyden takaamiseksi.

Kaksi vauvaa ja äiti

En muista siitä aamusta muuta kuin että, leijailin jonkinlaisessa valkoisessa valossa, kertoi miniämme myöhemmin. Raskausmyrkytys on kavala tauti, se ei anna armoa vaan voi pahentua hoidosta huolimatta. Siksi on tärkeää, että kaikki tällaisen raskaana olevan lapsivaimon läheisyydessä ovat kaiken aikaa tuntosarvet kohollaan tunnustelemassa tilanteen kehittymistä ja puuttumassa asiaan, kun asia niin vaatii.

Poikani, opettaja, oli perheen esikoisen kanssa koulunsa kevätjuhlassa, nyt kuitenkin Kuopiossa, ja sai sinne miniältä viestin, -tule heti. Poika toi tyttärensä meille isovanhemmille ja niin me kolme jäimme jännittämään miten tässä käy. Pieni tyttö sai viestin ensimmäisenä kuulla. Poika soitti minun puhelimeeni ja pyysi antamaan sen Jennylle. Jenny kuunteli hiljaa ja tarkkaavaisena ja puhkesi sitten itkemään. Säikähdimme kovasti, mutta kun kuulimme että kaksi pikkuruista tyttöä oli syntynyt olosuhteista huolimatta hyväkuntoisina ja siirretty vastasyntyneiden tehohoitoosastolle, helpotuksen huokaus pääsi meiltä. Pikkutyttö itki onnesta ja liikutuksesta, hän kun oli niin kovasti jo odottanut näitä uusia vauvoja, että pääsisi hoitamaan heitä.

Ja pääsihän hän sinne lasten tehoosastolle. Siellä hän oli päivittäin isän kanssa ja sai pitää pikkusiskojaan sylissäkin. Äiti vointinsa kohentuessa myös oli siellä päivittäin. Tätä hoitoa kesti kuusi viikkoa ennen kuin perhe kotiutui. Joitakin öitä saivat olla osaston perhehuoneessa ja hoidella pikkuisia vuorokauden ympäri.

Ei olisi minun työvuosinani tullut kuuloonkaan, että isovanhemmat olisivat päässeet tuolle osastolle ja vielä omissa vaatteissaan, mutta niin vaan mekin pääsimme pieniä ihmeitä katsomaan ja sylittelemään heitä. Ja sitä syliä on tarvittu paljon tässä vuosien varrella. Onneksi olemme jaksaneet ja suhteellisen terveinä pysyneet. Tuo ensimmäinen vuosi koetteli kovasti perheen isän sairastuessa ja ollessa kovin heikossa kunnossa. Eikä äitikään säästynyt, yllättävä leikkaus piti vielä suorittaa. Ja taas ukki ja mummo hoitivat koko kotona olevaa joukkuetta yötä päivää. Mutta terveytemme sen kesti, vaikka minulla oli ollut vaikeuksia jo vuosien ajan jaksamisen kanssa eikä huoli tämän nuoren perheen tulevaisuudesta ollut helpottunut mielestäni.

Katsotaan sitä sairauskertomustani seuraavaksi…

Terveys on vaihdellut

Lienenkö jonkinlainen pula-ajan tuote, kun olen sotien jälkeen syntynyt ja saanut osakseni perin horjuvan terveyden. Jo lapsesta asti erilaiset pienemmät ja isommat sairaudet olivat riesana. Mutta kouluaikana terveys kesti koulupäivät, sitten taas kesälomalla sairastelin kaikki mahdolliset flunssat.

Oikeastaan noista sairauksista ei kannata mitään sen kummemmin mainita. Mutta sitten kun ne alkoivat vaikeuttaa työn tekoa, niistä tuli painajainen. Tuolla Kätilöopistolla opiskellessa alkoi minuun ilmestyä milloin mihinkin puoleen kehoa, rintaankin, patteja, joita sitten tutkittiin ja poistettiin. Mitään pahanlaatuista ei kuitenkaan löytynyt, silloin, mutta kaikenlaiset leikkaushaavat kehossa pakottivat sairauslomille, josta sitten seurasi se mainitsemani pitkittynyt viimeinen synnytyssalijakso.

Työelämään siirryttyäni olen ollut

erilaisten vaivojen takia poissa työstä. Ensin piti leikata nielurisat, siis jo toiseen kertaan elämäni aikana, kun oli alituiseen tulehduksia hengityskanavissa. Ääni käheytyi ajoittain niin, että sain puhelimella Marjatta Rämölle sairastumisestani ilmoitettua, kun puhelinluuriin kilistin lusikalla juomalasia. Siitä Marjatta sitten tiesi asian ja kyseli tarkempia tietoja. Minä vastailin yhdellä tai kahdella kilistyksellä saadakseni sanottua vastaukseksi kyllä tai ei.

Kätilön työvälineet, kädet, aiheuttivat monenmoista pulmaa. Ensin rupesivat puutumaan oikean käden sormet ja esineet tipahtelivat käsistä. Lääkäri vain pyöritteli päätään tutkimusten jälkeen, mikähän tuo lie, ei tuohon taida nyt apua olla. Ehkä niskan hierominen auttaisi. Ei auttanut.

Sitten satuin sellaiselle lääkärille, joka on tuolla ympäri maailmaakin tehnyt lääkäripalveluksia vaikeissa oloissa oleville ihmisille. - Eihän tässä mitään ihmettä ole. Tuosta leikataan auki ja päästetään hermo pinteestä, sanoi. Ja niin tehtiin.

Käsi tuli ihan kuin uudeksi. Eikä toisen käden samanlaisia oireita muutamia vuosia myöhemmin tarvinnut kauan ihmetellä, kun oli kerran keksitty tuo oireyhtymä syyksi. Mistä lie johtunut, en tullut sen kummemmin ottaneeksi selvää. Pääasia kun avun sai. Ja niin toinenkin ranne pääsi pinteestä. Työt jatkuivat.

Patteja löytyi milloin sieltä milloin täältä. Ja niinpä yksi patti poistettuna antoi patologin vastauksen: syöpäkudosta. Olimme perheen kanssa silloin matkalla Pohjois-Suomesta kotiin päin. Minulla oli soittoaika lääkärille varattu tietyksi päiväksi tulosten kuulemiseksi. Matkan varrella oli pieni kyläkauppa, jonka takahuoneesta sain soittaa sovittuna ajankohtana lääkärille. -Kyllä, sieltä löytyi syöpäkudosta, kuulin puhelimesta.

Itku tuli vasta autossa, perheen keskellä. Matkaa jatkettiin sitten hiljaisuuden vallitessa. Kotiin päästyä oli lupa ottaa lääkäriin uudelleen yhteyttä jatkotoimenpiteitä varten. Lääkäri esitteli erilaiset vaihtoehdot, joista valitsin rinnan poiston. Siihen aikaan oli uusinta uutta, että tällaisessa tapauksessa laitettiin silikoninen rintaproteesi samassa leikkauksessa, koska syöpäkudos oli niin pieni, että se saatiin kokonaan pois. Onneksi valitsin leikkauksen. Samalla saatiin pois toinen syöpäpatti, joka ei näkynyt mammografiassa.

Oli kesä ja helle leikkauksen aikana ja tietenkin oma pintanahka närkästyi vieraan aineksen lisäyksestä rintakehälle. Haava rupesi märkimään. - Tuo proteesi ei tule pysymään, sanoi minut kotiin lähettänyt lääkäri.

Minä, änkyrä, tietenkin, olin eri mieltä. Sanoin, että olen niin äkäinen akka, ettei tuo proteesi uskalla tulla ulos, kun ärjäisen sille. Istuin lähes kaiken aikani minkä jaksoin, suihkuttelemassa märkivää rintaa. Ja poikani, 11-vuotias, mieheni ollessa työssä, teki hyvää työtä ja vaihtoi sidoksia.

Haava lakkasi märkimästä, silikonirinta pysyi uskollisesti kymmenen vuotta mukana, kunnes se jouduttiin vaihtamaan. Se kovettui ja oli kuin raaka peruna ihon alla. Näillä sen ajan proteeseilla on kuulemma ollut taipumus kovettua. Mutta sainhan omasta runsaasta rasvakudoksestani uuden rinnan. Melkoinen kokemus oli sekin leikkaus.

On se mukava, että voidaan ihmistä laittaa ehompaan kuntoon omia kudoksia tai teknisiä varaosia käyttäen. Niitä molempia olen tarvinnut tähänastisessa elämässäni jo. Ja tuota henkistä puolta hoidetaan myös ansiokkaasti.

Lisää ikäviä kokemuksia

Saattaisi luulla, että minun kohdallani on kaikki vaikeudet jo nähty, mutta eihän se niin mennyt. Sain sydäninfarktin. Päivälleen vuosi aiemmin oli isäni saanut sydäninfarktin, johon viikon sisällä menehtyi.

Olimme tulleet Turkin matkalta. Siellä en koko aikana kyennyt olemaan auringossa enkä uimaan kuin toiset matkalaiset. Minulla oli epämääräinen olo. Tullessa lentokoneessa huokailin kotiin pääsyn ihanuutta.

Seuraavana aamuna työtoverini tuli hakemaan Turkista tuomiani, hänen ystävänsä lähettämiä tuliaisia, kun kova kipu iski. Sitten tuli ambulanssi. Ja ottivat tietenkin sydänkäyrää. Eipä tässä mitään aihetta ole sairaalaan lähteä, ei näytä sellaiselta, tuumasivat. Minä sanoin, että mennään kuitenkin.

No, ajettiin, ei sairaalaan vaan terveyskeskukseen. Siellä ei myöskään sydänfilmi esitellyt sopivaa tulosta ja lääkäri olisi laittanut minut kotiin. Minä sanoin, että ei kun sairaalaan. Lääkäri ei pitänyt sairaalaan menoa ambulanssilla tarpeellisena, vaan sanoi että omalla autolla voi mies viedä. Niin minä sitten paljain varpain yöpaidassa menin autoon ja mies auttoi minut ensiapuun kävelyttäen.

Jo rupesi hoitoa löytymään. Henkilökuntaa hääri ympärillä. Verinäytteitä otettiin, sydänfilmiä taas ja piuhoihin jatkuvaan tarkkailuun sydänvalvontayksikköön. Meni siinä viikko varmaankin, aikaa en muista. Sitten lukuisten lääkkeiden kanssa kotiutettiin ja jatkotutkimuksia määrättiin. Lepoa.

Muutaman viikon päästä, ennen jatkotutkimuksia tunsin olevani niin hyvässä kunnossa, että läksin Ammattioppilaitoksen kampaamoon hiuksiani hoidattamaan. Sanoin kyllä mennessä, että olen vähän heikossa kunnossa, mutta en sen tarkemmin selitellyt tilaani. Vasta sitten selitin, mistä oli kysymys, kun kampaamo-opettaja kauhisteli päänahkaani ja kutsui kaikki opiskelijat katsomaan. Päänahkani oli kuin valkoinen kuori, kova ja jäykkä. - On sinulla ollut kova stressi, sanoi tuo opettaja. Mutta tehtiin mitä voitiin. Muutaman kampaamokäynnin päänahka vaati ennen kuin se rupesi muistuttamaan tavallista ihmisen ihoa eikä kilpikonnan pintaa.

Sydämen verisuonet kuvattiin ja todettiin, että suonet supistelevat, tukoksia ei näkynyt. Siis lääkkeitä muutettiin siihen suuntaan, mikä oli minulle edullista.

Ja taas tuntui, että kaikissa lehdissä on juttuja sydäninfarktin kokeneista ihmisistä. Pitihän niitä lukea. Joillakin oli rankempiakin kokemuksia kuin minulla. Silloin tuntui, että onni oli minun kohdallani enkä käynyt tätä kokemusta rankimman kautta.

Muutama kuukausi sairauslomalla ja sitten taas työhön, siihen rakkaaseen toimintaan. Mutta sydänoireet olivat kovin herkässä ilmaantumaan eikä se ollut kovin sopivaa potilastyössä. Piti ajatella potilasturvallisuutta oman turvallisuuden lisäksi. Minut laitettiin yövuorosta päivävuoroihin. Mutta siitä ei tullut mitään, että myöhään illalla kiireisestä työvuorosta muutamaksi tunniksi nukkumaan, jos aina sai untakaan, ja aamulla aikaisin takaisin työhön. Tuo työvuorojärjestelmä on minulle ainakin ollut aina ihan mahdoton jaksaa. Ja taas tuli työasioihin muutoksia.

Lääkäri katsoi minulle sopivaksi säännöllisen päivävuoron. Sitä ei kuitenkaan ollut mahdollista noudattaa synnytyssalissa. Muille olisi käynyt liian raskaaksi tehdä kaikki yö- ja iltavuorot, jotka minulle olivat sopimattomia. Siispä vaihdoin työpistettä.

Itkua väänsin moneen kertaan, en olisi halunnut synnytyssalityöstä pois, mutta toki tiedän, että yhtä arvokasta on kätilön työ kaikilla äitiyshuollon osa-alueilla. Siispä yritin asennoitua oikealla mielenlaadulla siirtyessäni äityspoliklinikan työvahvuuteen.

Vaikka kuinka yritin ja yritin, en saanut siinä työssä kokea samanlaista työn riemua kuin synnytyksiä hoitaessani. Alkoi henkinen kantti rasittua. Kyllä minut laitettiin kuntoutusjaksoille ja saamaan uusia eväitä jaksamiseeni mutta lopulta oli myönnettävä, etten jaksanut.

Eräänä työpäivänä minun oli mentävä työterveyshuoltoon, kun en enää tiennyt olinko jostakin tulossa vai jonnekin menossa. Yhden kerran tällainen samanlainen tilanne yllätti minut synnytyssalissa ollessani ja silloin yksi työtoveri vei minut työterveyslääkärille ja siitä sairauslomalle, mutta silloin kuitenkin palasin vielä synnytysten pariin.

Tunsin olevani luhistumaisillani. Itse en tiennyt, mikä minulle aiheutti tuon tilanteen, mutta se ei varmaankaan ole ollut vain joku tapahtuma, vaan elämän varrella oli kertynyt niin paljon erilaisia asioita painolastiksi, että kuppi vuoti yli. Itse en olisi osannut niitä asioita kaivaa mielestäni ulos, mutta sain lähetteen psykiatrille, jonka kanssa pääsin alkuun enkä enää pelännyt, että putoan tästä elämästä pois.

Lääkkeet ja psykoterapia, kolme vuotta, ovat hyvä yhdistelmä, olivat ainakin minulle. Sain purettua sieluni sopukoista kaikenlaisia asioita, milloin rauhallisesti keskustellen, milloin lähes suoraa huutoa itkien. Väärin sanoa, että kaikenlaisia. Koulukiusaamisesta en puhunut psykiatrillekaan. Eikä siitä kannata tässäkään mainita sen enempää. Mutta olen tullut huomaamaan, että mäki velkansa maksaa: muutamia kiusaajiani olen tavannut aikuisikäisenä joissakin tilanteissa. Olen huomannut, että jos haluaisin ajatella – ähäkutti – niin voisin tuntea jonkinlaisen revanssin. Mutta tiedän, ettei minun kannata sillä lailla ajatella, vaikka elämä onkin heille heittänyt kuin vastapainoa minun kiusaamisestani. Olen antanut anteeksi sillä tavoin kuin olen pystynyt ja toivon heille kaikkea hyvää elämässä eteenpäin.

Psykiatri käytti jossakin vaiheessa, vai olisiko se ollut psykoterapeuttini, vertausta tietokoneesta, jonka muisti täyttyy. Silloin kone kieltäytyy toimimasta johdonmukaisesti ja järkevästi. Samanlainen on ihmisen henkinen sietokyky, yli pursuaa ja takkuilee toiminnoissaan, kun on liian paljon kuormaa. Siksi psykoterapia on hyvä hoito tuossa tilanteessa.

Vaikka terapia eteni omalla tavallaan, sitä piti jatkaa kolme vuotta Kelan tuella ja sitten jatkoin vielä jonkin aikaa omalla kustannuksellani, kunnes ajattelin pärjääväni.

Lehdet pursuivat taas, niin se minusta tuntui, masennuksesta ja masennuskokemuksista kertovista jutuista. Tunsin ehkä vapautta, kun en ollut kokemuksessani vajonnut ihan sinne syvimmälle.

Mutta jossakin vaiheessa mielenlaatuni oli kovin musta. En kuitenkaan ollut missään vaiheessa itsetuhoinen, mutta seuraava runo kertoo mitä mietin vaikeimmassa masennuksen vaiheessa. Runoa kirjoittaessani en ollut tietoinen presidentti Kekkosesta kertovasta kaskusta: Jos minä kuolen...

Jos...

Jos minä kuolen...

Mikä mieletön sana!

Toista sanaa pitäisin parempana: Kun.

Kun siirryn huomaan taivaisen puolen

toivoisin läheisteni saattoa.

Juhlittaisiin kuin jouluaattoa

tätä lähtöjuhlaani mun.

Poistaisin yhden huolen:

et tarvitse juhlaan mustaa vaatetta.

Voisitko noudattaa tätä aatetta?

Kyynelten sijaan olisi hymy kasvoilla sun.

Jos minusta puhutaan

puhuisit pelkkää totta.

Jätä positiiviset superlatiivit huomiotta.

Olen kuoltuani sama kuin eläissäni

ja kaikki ominaisuuteni vien mennessäni,

kun tulee vuoroni mun.

Jos itkeä tahdot, tee se salaa.

En tuolta puolen kuitenkaan palaa.

Vietä värikkäissä vaatteissa tätä juhlaa.

Älä suotta kyynelvarojasi tuhlaa,

säästä ne arkipäivääsi sun.

Näin tahtoisin, jos...

Ei vaan kun.

Olisikohan ollut helmikuu vuonna 1999 kun tämän kirjoitin. Päivämäärällä ei ole merkitystä. Taisin lähettää tämän johonkin runokilpailuun, mutta ei menestynyt. Ei tarvinnutkaan. Minulle tämä on edelleen tärkeä muistutus siitä mitä koin ja tunsin noina vaikeina vuosina

Työhön takaisin ja pois

Vaikka tunsin olevani työkuntoinen, en kuitenkaan tuntenut suurta kaipuuta työhön, joka ei ollut mieleiseni. Yritin parhaani ja minulle yritettiin etsiä minun kykyjäni vastaavat toimet äitiyspoliklinikalla.

Uuden oppimista on koko työaikani ollut. Niinhän sen kuuluu ollakin. Mutta tässä työpisteessä en jaksanut omaksua siihen työyksikköön tarvittavia taitoja. Oliko työhön paluuni liian aikainen? Sitä en osaa sanoa. Mutta tässä työyksikössä sana kätilö tuli minulle kirosanaksi.

Kuinka minun rakas kätilön toimeni muuttui niin vaikeaksi, että nimityskin tuntui pahalta? Siinä pyristelin mukana ja yritin ottaa kaiken uuden omakseni, mutta en tuntenut milloinkaan onnistumisen iloa. Ja jos ihminen ei saa onnistumisen kokemuksia tai jos itse tuntee, ettei ole tehnyt kaikkea riittävän hyvin, niin pian tulee vaikeuksia jaksamiseen. Niin minullekin tuli.

Seurasi erilaisia tutkimuksia, testauksia ja lääkärien arviointeja. Viimein todettiin, taas ollessani masennukseni kanssa sairauslomalla, että ei kannata pyristellä vastaan. Lääkäri ehdotti, että laitetaan eläkepaperit vetämään. Ne saattavat tulla takaisin hylättyinä mutta yritetään kuitenkin, lääkäri sanoi.

Pitkä oli se paperi, jossa lueteltiin kaikki minun sairauteni ja niistä toipumiseni, yrittämällä saada apua erilaisista kuntoutuksista ja terapioista. Kun päästiin kohtaan: apuvälineet, lääkäri melkein hyppäsi tuolista ylös. Huono kuulo, kuulokoje ollut vuosia käytössä vapaa-ajalla, työssä ei joistakin toimista johtuen sitä voinut käyttää.

- Tämän takia olisit voinut olla jo ajat sitten sairauseläkkeellä, näitten muitten vaivojesi lisäksi!

En ihan uskonut tuon seikan varmistavan eläkepäivieni alkua, mutta paperit lähtivät. En muista kuinka kauan meni ennen kuin vastaus tuli. "Teille on myönnetty..."

Huusin suoraa huutoa, sellaista oli itkuni, luettuani kirjeen. En ensin uskonut lukeneeni oikein, mutta toisella kerralla uskoin. Helpotuksen tunne oli niin suuri. Työ ei ole minulle enää jokapäiväistä. Rahaa ei tosin tule niin kuin palkkapäivänä, mutta uskoin pärjääväni niillä roposillakin. Miehen ansioon en aikonut turvautua.

Mieheni ei ollut uskoa tätä todeksi ja taisi pahoittaa mielensä siitä, että vaimokulta onkin sellainen "toisen luokan kansalainen" tästä lähtien. Mutta työ ei ole minulta loppunut kuitenkaan. Koko eläkkeellä oloni ajan olen yrittänyt hoitaa kotitalouttamme, vaikka en aina jaksanut edes itseäni hoitaa. Mutta se, mitä mies vaati minut tekemään silloin masennukseen sairastuessani, oli erittäin merkityksellinen, että edes tuohon puolikuntoon selvisin. Mies nimittäin pakotti minut ostamaan tietokoneen ja sanoi, että kirjoittelepa vaikka päivän ruokalistaa, kunhan opettelet tuon koneen käyttöä aikasi kuluksi.

Opettelinhan minä. Ja ensimmäinen romaani sai alkunsa, pitkän kirjoituksen tein, mutta se jäi kesken. Ehkä joskus jatkan. Sitten tuli elämäkertani kirjoituksen aiheeksi. Se oli helpompi aihe, tuttua tohinaa rivitolkulla. Ja kun vielä haastattelin miestäni ja sain hänen elämänsä tarinan limitettyä omaani, niin siinä tuntui olevan jotakin järkeä. Mutta siihen voisi lisätä monien vuosien tarinan jatko-osaksi.

Mies oli oikeassa, kun antoi minulle tämän kirjoitustehtävän. Ja sanoi, että ulkoilla pitää. Hae tänään paketti maitoa. Hae huomenna toinen maitopaketti. Olen kiitollinen kaikesta tuesta, jota häneltä olen saanut näitten vaikeitten asioitten keskellä. Mutta en ole osannut opastaa häntä itseään saamaan apua. Hänelle on varmasti ollut raskasta tämä minun kaikkien sairauksieni katsominen viereltä. Onneksi hän on itseään auttanut lenkkeilemällä. Hän juoksi monta maratonmatkaakin kilpailuissa, silloin nuorempana, ja muutenkin pitää kuntoaan yllä juoksemisen antamalla voimalla.

Terveys pettää monin tavoin

Vaikean masennuksen ja sydäninfarktin sekä rintasyövän lisäksi en olisi mielestäni tarvinnut enää mitään muuta sairastamista, mutta luonto se päättää mitä kukin saa. Minulla on ollut kaiken ikääni taipumus saada hengitystieinfektioita. Isäni sanoikin aina, että Seijalla on kaksi nuhaa vuodessa, puoli vuotta kerrallaan.

Ongelmia on myös ollut tuosta huonosta kuulosta. Useita kertoja minulle on tehty uusi kuulolaite. On ihanaa, että pystyy kuulemaan lintujen laulun. Tässä kuulolaiteasiassa on semmoinen vika, etten yhdellä kuulolaitteella pysty tunnistamaan, mistä päin ääni kuuluu. En siis osaa kohdistaa katsettani oikeaan suuntaan nähdäkseni tuon visertelijän. Enkä oikein kuule kaikkia sävelkorkeuksia linnun laulusta, joten laulajan laji on vaikea tunnistaa. Ja kuulo heikkenee koko ajan. Ehkä jossakin vaiheessa tulee hankittavaksi kuulolaite toiseenkin korvaan.

Isompi ongelma, jokapäiväisessä elämässä vaikeuksia tuottava asia on käsien toiminta. Nuo aiemmat puutumisoireet korjattiin ihan kelvollisesti, mutta sitten, ilmeisesti työn rasituksesta ja työasennoista johtuvat ranteen ja olkapään kivut ovat olleet melkoisia.

Menin valittamaan terveyskeskuslääkärille, ensin, ja sitten lähetteen kanssa sairaalan spesiaalilääkärille noita olkapääkipujani. Lääkäri tutkaili kättäni ja sanoi, että hoidetaanpa ensin tuo peukalo toimintakuntoon. Se sitten leikattiin, jänteen kulkua korjattiin ja siitä tuli hyvä.

Mutta sitten paloi pinna, kun en pariin vuoteen voinut nukkua kuin istuallaan, olkapää ei tykännyt yhtään olla vuoteessa pitkällään. Söin runsaasti erilaisia vahvoja särkylääkkeitä ennen kuin pääsin keinonivelen laittamista varten sairaalan leikkauslistalle.

Jos oli olkapää ollut kipeä ennen leikkausta niin sitten leikkauksen jälkeen se vasta kipeä oli. Edelleen jouduin istuvassa tai puoli-istuvassa asennossa yöni viettämään sohvalla.

Kaipasin omaan sänkyyni. Muutamia viikkoja meni ennen kuin sinne pääsin. Siihen asti piti käyttää runsaasti vahvoja kipulääkkeitä. Pelkäsin, että jään koukkuun niihin, huumeluokkaa kun olivat. Lääkäri sanoi, että syö vain niitä tarpeen mukaan, älä säästele. Kyllä sinut siitä lääke-koukusta sitten pelastetaan kun on se aika.

Niinhän se meni, että kivut antoivat vähitellen periksi. Tosin olkapää vaati melkoisen fysioterapian ja oman jumppatoiminnan ennen kuin se alkoi toimia ja kestää kivuitta jokapäiväisiä toimia. Aluksi, kun annettiin lupa kättä liikuttaa, olihan se ollut kuusi viikkoa kantositeessä ja vyötärölle kiinnitettynä, luulin, ettei se enää koskaan liiku. Teki kipeää edes yrittää, mutta onneksi en antanut periksi, ja niin käsi toimii hyvin myös olkapään suhteen. Eivät tosin liike-laajuudet ihan sataprosenttisesti ole vielä palautuneet, mutta riittävät toiminnat tähän tavalliseen arkeen. Omatoimista kuntoutusta on jatkettava kaiken aikaa.

Uutta sisältöä elämääni

Lapsenlapset ovat täyttäneet elämästäni työn jättämän tyhjiön. Alkuun Jenny-tyttönen ja sitten nuo ihanat kaksostytöt, joitten hoivailemisessa on ollut monta hauskaa ja hupaisaa hetkeä kuten lasten kanssa touhuilevat tietävät. Mutta on ollut vaikeitakin aikoja, kun lapsien sairastaminen on murehduttanut mieltäni. Kuitenkin heidän kaikkien kolmen kehityksen seuraaminen on ollut antoisaa. Kun itsellä on vain yksi lapsi ja sekin poika, niin kovin erilaista on ollut tyttöjen lapsuusajan tarkkailu. Ja erilaista senkin suhteen, että poikamme ollessa lapsi olimme täysipäiväisesti työssä ja hoivaaminen sujui siinä sivussa. Nyt kuitenkin, miehenikin jäätyä eläkkeelle, saatoimme viettää lepohetkiä hoivan väliaikoina. Mitä vanhemmaksi tulemme, sen tärkeämmiksi nuo lepohetket tuntuvat tulevan.

Ja muutakin virkistystä ihminen kaipaa, lapsenlapsien lisäksi. Mieheni jatkaa päivittäistä juoksuharrastustaan, minulla on lukeminen, kaikenlainen askartelunäpertely ja käsityöt päällimmäisinä harrasteina. Erilaisia liikuntamuotoja olen kokeillut, mutta mikään niistä ei ole jäänyt pysyväksi.

Askarteluinnostuksessani olen eksynyt joskus kummallisiinkin materiaaleihin. Napit ovat koko elämäni ajan olleet intohimoni. Lapsena, sadepäivänä, äitini saattoi antaa nappilaatikkonsa meille tytöille leikkikaluksi. Sieltä asti on tuo nappeilu minua kiehtonut. Ja kun keksin nyt aikuisen, vapaa-aikaa kun oli, kierrellä kirpputoreja, niin johan löytyi nappeja. Niistä saa aikaan vaikka mitä.

Kun olin tehnyt muutamia tauluja liimaamalla nappeja erilaisille alustoille, mm. Marilyn Monroe ja Charles Chaplin olivat helppoja hahmoja, niin pidin nappityönäyttelyitä. Ensin oli Kuopiossa nappikaupan ikkunatiloissa muutamia töitä. Sitten Kuopion kirjastokahvilassa pidin parikin näyttelyä, ja teoksiani myytiin muiden käsityötuotteitteni ohella ihan montakin.

Suurempi myyntimenestys oli Nappi juttunäyttely Helsingin Hakaniemen hallin käsityöliikkeessä. Kovin vähän on jäänyt nappitöitä omaan komeroon tai seinille, kun olen vielä niitä lahjoina antanut ystävilleni, mutta onpa minulla vielä tallella iso määrä nappeja komerossani, jos haluan jonakin päivänä askarrella niistä jotakin. Punaisista napeista saa siimaan pujottamalla mukavia tonttuhahmoja ja eri värisistä napeista teen muutenkin ihmishahmoja. Alkavat vaan nuo kädet jotenkin käydä kömpelöiksi tuollaisten pienten esineiden käsittelyyn. Mutta eihän sitä tiedä, jos vaikka joskus...

Kurssitovereiden tapaamiset ovat jääneet, nämä tapaamiset kun ovat aina jossakin kauempana ja minulla on lähes joka päivä askareita noiden kaksosten suhteen täällä Kuopiossa.

Mutta entisiä työtovereita tapailen, jos vaan ehdin. Kolmannen kerroksen, kuten synnytysosastoja kutsumme, eläkeläiset tapaavat toisiaan kolme tai neljä kertaa vuodessa. Se on mukavaa, vaikka me kaikki puhumme yhteen ääneen eikä kenenkään kuulumisista saa yksilöityä selvyyttä, mutta on mukava nähdä työtoverit hyvässä kunnossa, samanaikaisesti vanheten. Muutamilla kerroilla olemme viettäneet hiljaisen hetken jonkun työtoverimme poistuttua täältä maallisesta elosta.

Kirjoittaminen on ollut kaiken aikaa mukana elämässäni. Ensimmäisen satuni sepitin, kun olin oppinut kirjoittamaan. Parille pienelle paperilappuselle se mahtui. Tallessa on vieläkin. Ja koulun ainekirjoitus oli mielestäni mukavaa. Oli jännittävää lukea opettajan antamat aiheet taululta ja valita niistä mikä tahansa, olisin mielelläni kirjoittanut kaikista, mutta ei aika riittänyt.

Erilaisia pakinoita ja kolumneja olen kirjoitellut naistenlehtiin ja saanut niistä pieniä palkintoja, siis jos on ollut kyseessä kilpailu. Ehkä vielä joskus kirjoitan lisää tämän kirjoitelman lisäksi ja se keskeneräiseksi jäänyt romaanikin on koko ajan mielessäni. Kun en yöllä saa unta niin kehittelen siihenkin jatkoa. Eli Marjatta Rämön sanoin teen mietintöä. Siten me nimitimme niitä puoliunisia hetkiä synnytyssalissa, kun ei ollut synnyttäjiä ja huoltohommien jälkeen toimettomuus veti silmäluomet kiinni. Ja kuten sanoin aiemmin, siinä joskus kehittyi jotakin uudenlaista ideaa työmme parantamiseksi.

Työelämän vastapainona minulla oli vatsatanssi, jota harrastin muutaman vuoden, mutta eläkkeelle jäätyäni en saanut enää siihen ryhdyttyä. Masennus piti minut irti liikunnallisista harrastuksista. Olisi ollut hyvä siinä vaiheessa jatkaa, koska vatsatanssi on reipasta hikiliikuntaa, viehkeätä vartalon käyttöä ja mukavaa yhdessäoloa samanhenkisten naisten kanssa.

Ehkäpä löydän vielä jonkun kiinnostavan tämän ikäiselle sopivan liikuntaharrastuksen. Keinutuoli kun ei riitä liikuntaharrasteeksi.

Tässä ja nyt

Elämänkaareni on painumassa iltaa kohti, sehän on luonnon laki. Millaiselta tämä tuntuu? Sen tietää varmasti jokainen tähän ikään tai vanhemmaksi ehtinyt. Tulee muisteltua, miten oli ennen ja ihan nauraen pitää todeta, että nyt on toisin.

Otetaanpa esimerkiksi aamutoimet. Nuorena sitä heräsi viime tipassa herätyskellon ääneen. Vuoteesta tuli pompattua vauhdilla. Aamupala, hygieniatoimet, ripsiväri, huulipunakin joskus, illalla valmiiksi kasatut vaatteet ylle ja sitten pyörän selkään ja vauhdilla hankkimaan perheelle leipää. Sanomalehteä ei ehtinyt edes vilkaista.

Entä nyt? Herääminen tapahtuu hitaammin ja aikaisin ilman herätyskelloa. Vuoteesta ylös venytellen ja silmät puoliummessa, silmälasit päähän ja kahvia keittelemään. Aamupalan jälkeen lääkearsenaalista seuraavana ovat hygieniatoimet. Mutta sitten ei ripsiväriä eikä muutakaan ehostusta, vaan kuulolaite ja silmätippoja, myös kuivalle suulle kostutussuihke. Ehkä huulirasvaa. Ja vielä kammalla pyyhkäisy harmaantuneiden, harvenneiden hiusten läpi. Peiliin katsoen onnellinen ilme suunnitellusti kasvoille niin se kaunistaa tarpeeksi. Vaatteissa ei koreilla vaan asiallisuus on muotia. Sanomalehti tulee luettua kannesta kanteen, kaikki jutut tai ainakin otsikot ja kauppojen tarjoukset.

Niin. Sellaista elämä on. Itse kullakin omanlaistaan. Olen ollut pitkän aikaa kätilö, mutta kaiken aikaa ennen kaikkea ihminen, kaikkine hyvine ja huonoine ominaisuuksineni.

Nyt olen huntuni lopullisesti riisunut. Mutta tulevaisuutta ei voi tietää. Onko päiviä paljon vai vähän jäljellä? Yksi toivomus kuitenkin on. Äidinisäni, muistisairaana ollessaan monta kertaa lausahteli viisauden, joka minullekin sopisi, siis sitten aikanaan.

"Muuta minä en tässä enää toivoisi kuin että nimi verrattain kivuttomasti muuttuisi vainaaksi."

Hyvin sanottu, Matti-ukki.

Kiitokset

Kiitän:

Luojaani tästä elämästä, josta voin kirjoittaa.

Kirjailija Anja Lampelaa innostavasta sysäyksestä ja kannustuksesta tämän kirjan kirjoittamiseen.

Marjatta Rämöä mukana muistelemisesta.

Sisartani, kummipoikani äitiä, miniääni, hänen äitiään ja kaikkia muitakin, joiden tarinaa olen saanut viereltä seurata.

Kaikkia opiskelutovereitani ja työtovereitani, jotka ovat kirjailunsa kutoneet elämänlankaani, muistojeni aiheiksi.

Kiitän myös niitä muutamia kätilöitä jotka eivät ole halunneet kommentoida kirjoitustani eivätkä ole muutenkaan enää kiinnostuneita kätilön työsarasta,

sitä kauan tehneinä, sille kaikkensa antaneina. Tavallaan he antoivat minulle vertaistukea ajatuksiini.

Ja kiitokset kummipojalleni Samille, joka auttoi tekstin saamiseksi luettavaan muotoon.

Kyllä joskus ärsyttää, kun kaupungilla kulkiessa kuulen nuorison hokevan – voi v….u, voi v….u. Kerran käännyin nuorison puoleen ja sanoin että kätilön työssäni olen monenlaista nähnyt, mutten sitä voiv…ua. Menivät hiukan hiljaisiksi.